CARE
Good Care ,
Good Living

CARE
Good Care ,
Good Living

CARE
Good Care ,
Good Living

care 53

二分養身八分養心

編　　著：何裕民
責任編輯：劉鈴慧
美術設計：張士勇
校　　對：陳佩伶
法律顧問：董安丹律師、顧慕堯律師
出 版 者：大塊文化出版股份有限公司
台北市10550南京東路四段25號11樓
www.locuspublishing.com
讀者服務專線：0800-006-689
TEL：(02) 8712-3898　FAX：(02) 8712-3897
郵撥帳號：18955675　戶名：大塊文化出版股份有限公司
版權所有　翻印必究

總經銷：大和書報圖書股份有限公司
地址：新北市五股工業區五工五路2號
TEL：(02) 89902588 (代表號)　FAX：(02) 22901658
製版：瑞豐實業股份有限公司

初版一刷：2017年11月
定價：新台幣300元
ISBN：978-986-213-835-9
Printed in Taiwan

二分養身八分養心

編著：何裕民

目錄

前言

健康的鑰匙，二八法則

　　資訊時代，人們的生活節奏不由自主地加快，優雅舒緩的慢三步舞曲，逐漸被激進明快的快三步舞曲所替代。自然，人們也享受著社會飛速發展的成果及豐厚的物質財富。只是身體却成了一台超負荷運轉的機器，心理也越來越羸弱，身心均承載著難言的壓力。於是各類疾病便如人們生命中的敵人，趁人們忙於事業、 美好的未來辛勤耕耘時乘虛而入，悄無聲息地偷襲，在人們身體裡開始作威作福，而人們大多渾然不覺；直到有一天，病來如山倒。

　　捫心自問，人們這麼辛勤努力就是為了換來個不堪一擊的身體嗎？沒有好身體，談什麼人生幸福？那麼，難道就沒有防患於未然的好辦法？當然有！

　　醫學界著名的洪昭光先生，也曾提到過二八法

則，他說一個人患上疾病，內因所占的作用不是主要的，只占 20%，80% 是由外因造成的。換言之，後天的努力決定你的體質，健康的鑰匙其實就掌握在人們自己手裡。

　　作為一位關注大眾心身健康的醫學專業人士，總在思考要為大眾的心身健康，提供些有益且方便的保健措施，本書就是這一想法的產物。

　　本書集實用性、知識性、科學性、可讀性於一體，從飲食、運動、美容、心理、生理以及環境等各個方面，介紹了適合不同年齡階段、不同職業的人，保持身體健康的二八法則。本書將幫你改善身體的健康狀況，《二分養身八分養心》讓每一位讀者朋友都能擁有健康的體魄，享受人生中每一個幸福時刻。

第一章

二分酸八分鹼

很多人喜歡喝酸梅湯，卻不知這酸梅湯雖然喝起來酸，是和柑橘、葡萄、檸檬一樣，屬於偏鹼性食品。酸梅湯富含維生素 B2，對皮膚有極好的養護作用，所以就成了很多女性的美容法寶。

酸鹼平衡
是人體三大平衡之一

　　中國傳統文化歷來講究平衡的藝術，如中醫的核心就是「陰陽平衡」，中國古典建築處處彰顯平衡對稱，中國養生學則主張「動靜平衡」。可以說，人與自然、人與他人、人的健康皆需運用平衡之道。其實在人們體內，也有一個平衡備受醫學界推崇，那就是「體液的酸鹼平衡」。

　　人的健康生存需要三大平衡來支撐：

體溫平衡

　　人體體溫升高了或降低了，人就會生病。

營養平衡

　　若營養過剩或者營養不足，也會導致身體故障。

體液酸鹼平衡

這個平衡尤為重要，是保障人體健康的必要條件，維持人體生命活動的重要基礎。平衡一旦遭到破壞，勢必影響生命活動的正常效率，並會罹患各種疾病。

人體體液包括血液、尿液和組織液，約占人體體重的70%，而皮膚、肌肉、器官和骨頭只占人體體重的30%。這說明人的肌肉、器官和骨骼，甚至是細胞，都泡在這70%的液體裡生長，要是這70%的液體被污染了，人的身體就會得病。

酸鹼性是衡量體液是否異常的一個化學指標，用pH值表示。人體體液的酸鹼度以7.0為分界線，當pH值為7.0時體液呈中性，7.0以上時體液呈鹼性，7.0以下時體液則呈酸性。健康人的體液一般呈弱鹼性，其pH值維持在7.35-7.45，僅相差0.1個單位，如此窄小的pH值範圍最適合於細胞代謝和整個身體的生存。但令人遺憾的是，這種體質的人只占總人群的10%左右，更多的人的體液的pH值在7.35以下，屬於酸性體質。為什麼健康人的體液是弱鹼性的？因為只有弱

鹼性才能確保人體的酸鹼平衡。

　　人體的代謝過程，實質上就是產生酸性物質的過程。人所有的代謝活動，都依賴細胞將體內營養物質經過氧化分解反應來獲得能量，同時釋放出各種酸性代謝廢物。

　　權威醫學專家認為，在弱鹼性環境中，細胞最容易生長，也最容易吸收營養成分。也就是說，人體處於偏鹼狀態時，是最 w 平衡、最健康的。倘若人體內的液體變成了酸性，那麼麻煩就來了，細胞在酸性環境中會缺少大量的氧氣，造成正常的人體細胞大量死亡，形成酸性體質。死亡的細胞堆積在血管裡，易患高血壓、高血脂、腦血栓、腦中風、糖尿病、痛風、過敏、內分泌紊亂、骨質疏鬆等內源性疾病。

內源性疾病，指的是非體外病菌入侵而產生的疾病，單純靠殺菌、消炎無法治癒。因為這些疾病是由於自身體液偏酸，是人體內部自身生理功能的失調或功能的下降所致。還有些細胞為了存活下來，不惜改變自己的生活方式，讓細胞變異。

　　細胞變異，也許有些人不理解，覺得很玄，其實說白了就是「腫瘤」，是癌細胞的前身——自由基。到了那時候，營養越好，變異細胞就會生長越快，最後腫瘤越來越大，癌細胞越來越多，結果可想而知了。

　　日本著名醫學博士柳澤文曾做過一個實驗：找100個癌症患者抽血檢查，結果100個癌症患者的血液都呈酸性。兩屆諾貝爾醫學獎得主，德國的奧拓・瓦伯格博士的研究顯示：「癌細胞不能在鹼性環境中生長！」所以，毫不誇張地說，預防酸性體質，就是預防疾病。要改善身體健康狀況，首先就要改變酸性體質。

　　如今，亞健康幾乎是現代人的符號，據調查，在我國大中城市裡，80％的人都屬於酸性體質。酸性體質者常會感到身體疲勞、記憶力衰退、注意力不集中、腰痠背痛、頭髮枯黃……到醫院檢查又查不出什麼毛病，殊不知根源就是體質出了問題。專家認為：

　　酸性體質的形成，主要是食物原料的太過豐富，食品工業加工技術迅速發展，人們過多攝入精米白麵、雞鴨、魚肉蛋等營養性食品，而這些都是酸性食物，一旦這些酸性食物成為人們的主食，酸性體質也就不知不覺形成了。

　　反過來，進食較多蔬菜、水果、菌類、乳製品、海藻類等鹼性食品的人，也會導致鹼性元素過剩，血液酸鹼度同樣會偏離。須知動物性食物是優質蛋白質、脂溶性維生素和非金屬無機元素的良好來源，不攝取動物脂肪，亦會導致營養不足，甚至使細胞脆性

增加，血管壁也會因脆弱而易於破裂，特別是大腦內血管容易出血，造成腦中風。若是人體脂質過氧化反應加重，血管也會易於硬化，甚至誘發膽結石。所以在飲食上應保持酸鹼平衡，使體液呈弱鹼性為最佳。

人體不能自行調節酸鹼平衡嗎？當然能，人體自身是有辦法將體內多餘的酸鹼中和的，除了腎、肺能調節體內的酸鹼平衡外，血液所起的作用最大。因為血液是一種緩衝溶液，它能對抗外來少量強酸、強鹼，而使 pH 值基本保持不變。但如果人們飲食不當，攝入的食物偏酸或偏鹼，超過了人體酸鹼平衡的調節能力，酸鹼仍會失衡。

因此我呼籲：每天攝入食物的酸鹼比例應該為 2：8，體液才會偏弱鹼性。有些人攝入了大量的酸性物質，暫時未出現酸性體質，以為萬事大吉了。其實那只不過是因為他們體內的鹼儲備較多，及時調整了體內酸鹼平衡，但酸性物質畢竟還存在，這種酸和鹼結合生成的鹽，雖能保持體液的 pH 值不變，但對體液造成的污染是無法消除的，長期累積下去，同樣會形成酸性體質，並且使內環境嚴重惡化。

　　這裡所說的酸鹼平衡，其實是一個動態的平衡。比如說，我今天中午吃了洋芋片，可能 20 分鐘之內人體內呈現酸性，但我們體內有鹼儲備，可以中和酸性物質。正常的人用這 20 分鐘就可以糾正過來，但酸性體質的人，可能需要一個小時才能糾正。

　　酸鹼平衡，作為衡量人體內環境穩定的重要指標，關係著人們的健康。而人體體液酸鹼度的變動，又是一個十分複雜的生理現象，影響因素很多。除了飲食外，健康狀況、生活方式、運動、工作和情緒變化、不良嗜好、環境污染等均會左右體液 pH 值。但飲食是前提，所以一定要樹立科學營養觀，平衡膳食，確保體液酸鹼平衡，才能遠離疾病困擾，擁有一個健康人生！

pH 值與人的年齡相關

　　pH 值是 potential Hydrogen 的縮寫，是酸鹼平衡值代名詞。人體酸鹼度用 0-14 的數字來表示酸鹼程度，在生物化學中，一般認為當 pH 值為 7.0 時體液呈中性，pH 值為 7.0 以上時體液呈鹼性，pH 值為 7.0 以下時體液呈酸性。數字越小，代表酸性越強；數字越大表示鹼性越大；健康人的體液 pH 值應維持在 7.35-7.45。

　　人體的一切生理功能變化和生化反應，都是在穩定的 pH 值條件下進行的，如細胞蛋白質合成、能量交換、信息處理、酶的活性等都需要一個穩定的酸鹼度環境，所以健康的身體，需要體液的酸鹼平衡為基礎。

　　通常在這情況下，人體所有的基礎體液都處於弱

鹼性，大多數分泌液，如唾液、淚液等也處於弱鹼性。當然，人體各部位的 pH 值也不都是一樣的，人體處於內鹼外酸的狀態。人體外表的皮膚是酸性的，內部除口腔、胃、女性的陰道呈酸性外，其他部位均呈弱鹼性。健康的人體內血液 pH 值在 7.35-7.45，膽汁的 pH 為 7.4，胰液的 pH 值在 7.8-8.0，構成細胞的基本物質原生質原漿 pH 值在 7.6-8.0，繁衍後代的精液和宮頸液的 pH 值就比較高，差不多達到 7.35-9.0。

在各類體液中，血液的 pH 值維持在一個較穩定的狀態十分重要。微鹼性的血液流動順暢，含氧量、養分充足，能增強細胞活力和生命力。血清中鈣離子活躍而充足（每 100 克血清中約有 4 毫克），能清除附著於血管壁上的血脂膽固醇，防止血管硬化，保持血管彈性，消除微血管酸毒，減少阻力，減輕心臟負擔。

如果血液的 pH 值發生異常，就會傷害身體。如果血液 pH 值下降，給身體的輸氧量就會減少，會造成整個身體組織缺氧，在身體中就會出現一連串不良反應。如氧氣輸送困難，身體的各器官也會遭受破壞，如心、肺、腦等；體內參與生物反應的酶，也會

從建設性變成破壞性；血液中的微生物會變異，引起疾病等。

　　人體體液的pH值會隨著年齡的不同而有所變化。新生兒，其 pH 值多為 7.3，容易降至 7.25-7.0。幼兒期、童年期和少年期的 pH 值基本與成年人的正常水平持平。健康老年人的正常 pH 值，基本上與成年人的正常水平持平。

　　然而，老年人血液緩衝能力相比成年人要差些，當環境有所變動時，代償機制較易受到破壞，會出現酸鹼失衡現象。而老年人的腎臟器官逐漸萎縮，從而導致了生理功能的異常，調節酸鹼平衡的能力下降。另一個調節酸鹼平衡的器官就是肺，老年人的肺在單位時間內排泄量逐漸減少，而老年人肺內的殘氣量又在增加，這就影響了二氧化碳的排出，因此老年人極易出現呼吸性酸中毒或代謝性酸中毒。

　　總之，人體疾病大部分都源於身體酸鹼異常；因此在人的任何年齡段，都應該盡力保持 pH 值在 7.35-7.45，努力使身體的內環境維持在平衡的弱鹼狀態。為了健康，可千萬不要忽視了自己的 pH 值。

pH 值檢測

- 準備 pH 試紙。

- 測試的前一天，正常飲食，晚上 10 點進入睡眠狀態，7 點左右起床後就可以測試了。

- 起床後，直接去排尿，採集中段的尿液，用吸管滴在試紙上，半秒鐘後對比 pH 試紙所提供的色塊、色標、數值等進行記錄。

- 測試延續一星期，得出 7 天尿液的 pH 數值，就能大概判斷自己身體的酸鹼度了。

弱鹼環境是人體健康的保證

酸性體質容易對人體造成的危害包括：

● 血液色澤加深，黏度增大，甚至發黑而且混濁。

● 體液受到酸性物質的污染，細胞就會發生突變和死亡，組織器官功能下降，引發各種疾病。

● 酸性體質會使細胞的新陳代謝減弱，身體的抵抗力降低，易發生各種疾病，如皮膚變得粗糙、多皺紋、色素深沉、臉色暗沉等。

● 日本權威醫學文獻指出，人體的體液 pH 值每下降 0.1 個單位，胰島素的活性就下降 30%，容易誘發糖尿病。

● 癌細胞周圍 pH 值為 6.85-6.95，偏酸性，酸性體質利於癌細胞的生存和轉移。

● 酸性體質容易使酸性物質在血管和肝臟堆積，

形成脂肪肝和高血脂，引發其他心腦血管疾病。

● 酸性體質有利於氧自由基增加，不利於鈣的吸收。老年性常見疾病高血壓、高血脂症、糖尿病、動脈硬化、心臟病、腦中風、腦血栓、腫瘤、老年骨質疏鬆症等都與酸性體質有關。

● 酸性血液會使血管阻塞，導致各種病原體（病毒、細菌等）大量繁殖，形成各種疾病。

● 口臭。因為營養過剩，不能被吸收的蛋白質等積在腸道裡成為病菌的食物和營養，使病菌得以迅速繁殖。

弱鹼性環境是人類生存、健康的保證：國際臨床研究表明，在體質呈弱鹼性狀態，即 pH 值在 7.35-7.45 時，參與人體生化反應的酶的活性最強，並且有利於各組織器官的協調運作，使其各司其職，發揮最大功效，使人健康、有活力。如果體內的 pH 值變酸，將會導致肌體異變，代謝也會不正常，人體就會相應出現亞健康狀況、產生疾病，甚至死亡。

由此可見，弱鹼性體質才是抗菌防毒、袪病延年的好體質，弱鹼性體液環境才是最健康的。用一句話

來總結，叫作「弱鹼最健康」。那麼對於已是酸性體質
的人來說，就應立刻開始實施飲食調整計劃了。

這四類人的身體冒「酸」味

　　酸性體質也不是天生的，其實人剛出生時，體液呈弱鹼性，只是在成長過程中，諸多因素相互作用，讓體液變酸了。可以說酸性體質是一個漸進性的累積狀態。針對現代人而言，酸性體質可說是自己一手造成的，因為許多人有許多與養生學相悖的壞習慣，如以車代步、抽菸酗酒、沉溺於夜生活、大吃大喝等，而這些都是造成體質酸化的元凶。概括而言，有四類人的身體最易冒「酸」味：

精緻食物，把體質催「酸」

　　現代人的飲食結構偏酸，攝入高脂肪、高蛋白、高熱量這三類食物，都會使人體變酸。因為這些食物的代謝會產生大量酸性物質，超過人體自身的調節能

力，長期滯留體內導致酸性體質出現。現代生活中，精細食物如精米、精麵、高營養食品等，擺滿了餐桌，而蔬菜、雜糧等粗食，則很少見。科學研究發現，過量食用精細食物，易使血液等體液偏酸性，呈現酸性體質，並且由於精細食物缺乏膳食纖維，容易加快腸道老化速度。相反，粗糧中富含鉀、鈉、鈣、鎂等元素，屬於鹼性食品，所以人若想為身體加點鹼，就要多吃些粗糧，少吃精糧。

常吃宵夜導致體質酸化

夜晚本該是休養生息，而夜生活卻異常熱鬧，很多人在餐桌邊流連忘返，開始了一天中的第四餐「宵夜」。一般人所吃的宵夜多為高脂肪、高熱量食物，佐以酒飲，這些也屬於酸性食物。大量的酸性食物進入腸胃，回家倒床便睡，體內酸毒無從排泄，日積月累使得體質酸化，變成了酸性體質。

善養生者的飲食原則是：早吃好，午吃飽，晚吃少且清淡。常吃宵夜的人，飲食不但不清淡而且多油膩，吃進大量酸毒，加上該休息時不休息，破壞了身

體的生理時鐘，酸鹼平衡失調，酸毒肆虐人體，體質豈會不酸？因此常吃宵夜的人，血脂高者居多，肥胖、超重的也不少，高血壓、冠心病、動脈硬化、腎臟病也常與他們結緣，臨床上，還沒見過常吃宵夜而身體健康無病的人。

夜貓族，身體易變酸

有人用狗做過實驗：A組狗，每天只給水喝，不給食物，能活25天；B組狗飲食照常，但連續5天不讓狗睡眠，結果這組狗只能活92-143小時便會死去，可見睡眠對健康多麼重要。人類自古以來就有日出而作、日落而息的作息規律，壽命也因此得以不斷延長。人體內臟受自律神經控制，白天主要是交感神經興奮，晚上則是副交感神經興奮，若讓自律神經紊亂了，體液的酸鹼平衡必然也會紊亂，從而導致百病困擾。

晚上是人體修補和調理的黃金時間，脊椎造血、新陳代謝、排毒等都是在晚上，所以晚上是否能安然入睡，將直接影響著健康狀況。現在不少年輕人或中

年人不是拚命工作，就是拚命玩，通宵達旦未曾合眼。如此一來，大量酸毒產生並匯聚於體內，引起慢性酸中毒，甚至因酸中毒而促使組織器官衰竭而英年早逝，令人扼腕！長期超負荷工作、晚上睡眠不好、嚴重違反健康規則的人，要小心提早在人生舞台下台一鞠躬。

老年人，由於身體各項功能開始走下坡路了，要特別注意養成健康生活習慣，從一點一滴做起，切莫熬夜打麻將，或者看電視看到深夜一兩點。老年人雖然睡眠少，也應在夜裡 11 點前入睡，中午再小睡20-30 分鐘，才有望做個健康老人。

情緒酸化，身體也酸化

壓力影響神經系統，進而影響內分泌系統，影響新陳代謝，代謝一緩慢，體內就會產生過多的酸性物質，致使體質變酸。

有科研機構曾做過這樣的生物實驗：將兩隻小白鼠同時放在兩個籠子裡，一隻用黑布蒙上眼睛，一隻正常飼養。然後經常用小棍去騷擾蒙上眼睛的小白

鼠，一個月後發現，蒙上眼睛的小白鼠體液完全酸性化，第二個月，小白鼠的身上竟出現了癌細胞，而另一個籠子裡的小白鼠則安然無恙。由此可見在高度緊張、高壓之下，生物體會出現嚴重的酸性化。

尤其是隨著社會的不斷發展，學習、工作、教育孩子、各種情感壓力，讓現代人猶如置身於高壓鍋中，無比難受。緊張、焦慮、猜疑、苦惱、憤怒、不滿等不良情緒隨之產生了，這些不良情緒導致人體代謝異常，產生內毒，引起體質酸化，危害健康。所以，一個合格的現代人要學會適應環境，做情緒的主人，也可以通過一些方法，對情緒和心理進行疏導調節，以培養「風吹雨打都不怕」的良好心理素質，保證身體不受不良情緒干擾，也保證了身體酸鹼平衡。

除了這些不良生活方式外，嗜菸、嗜糖、嗜酒等不良生活習慣，也在為酸性體質助威。菸、酒、糖是典型的酸性食品，毫無節制地飲酒、抽菸、嗜糖等，都是導致體質酸化的元凶。也許，在你的生活中還有其他的不良生活方式，但無論如何，都請從現在開始，積極地在日常生活中小心避開、堅決摒棄，養成

好的生活習慣和方式。培養了好習慣，就是在健康存摺上儲存了一筆健康基金，這是保證擁有健康身體的第一步。

你是酸性體值的人嗎

- 皮膚沒有彈性、暗淡無光澤。
- 臉上容易長痘或粉刺。
- 容易疲勞、嗜睡，稍做運動就覺得累。
- 情緒不穩定，容易發怒。
- 牙齦經常出血，外傷口癒合慢、容易瘀青。
- 感冒頻繁。
- 胃腸、肝、腎功能不好。
- 常出現便秘現象。
- 愛吃甜食，口中常有異味。
- 汗腳，四肢容易冰冷。

如有 5 種以上狀況與自身相符，就可以判定你的體質是呈現出酸性了。

發炎，酸鹼失衡的信號

　　炎症是一種複雜的反射性反應，炎症在各種致病因素作用下發生，有的是全身的反應，有的是局部組織的反應。局部組織的反應包括變質、滲出和增生，這三種改變是互相聯繫的。在人們的成長過程中，每個人都有發炎的經歷，比如口腔潰瘍、腸炎、角膜炎、傷口化膿、腳腫，等等。有一句話比喻得很有意思：「發炎就是傷口有話要說，它在發出信號，要你注意到它的存在。」胃痛了，就是要你知道要愛護一下腸胃消化、心痛了就知道要多關注一下心臟的狀況，充分體現了發炎的生理性防禦作用。

　　同時，從酸鹼平衡的角度來看，發炎也是一件好事。一般局部皮膚炎症，可給人提醒：你的體質可能偏酸性了，免疫力、抵抗力減弱了。如果內臟，特別

是重要臟器，如心、肺、肝、腎出現炎症，說明體質酸化嚴重，很可能已經是酸性體質，免疫功能紊亂。當務之急，一方面要抗感染，另一方面更要改善、糾正酸性體質。

早在《黃帝內經》裡便有關於癰疽即炎症的記載，《巢氏諸病源候論》中，有關於以發炎變為許多疾病的敘述，如癰、疽、丹毒、頭面身體諸瘡等等，其中也說到了炎症的基本症狀。

炎症的局部症狀是紅、腫、熱、痛、功能障礙五項，如手指和腳趾感染化膿時則腫大、發紅、局部溫度較高、有痛覺、手指或腳趾不能正常活動。這時全身反應可能很輕，但也可能有發冷、發熱、頭痛、食慾缺乏、疲乏無力等反應，檢查血液時往往會發現白血球增多。這種局部的改變和全身的反應有輕有重。這與病源的特點、病變範圍的大小、發炎的部位、炎症的程期以及身體的反應性等都有關係，嚴重時甚至可以致命。

為什麼會發炎？免疫系統對人體內部有奇妙的保護機制，專門用於抵禦和消滅數百萬計的細菌、微生

物、病毒、毒素和寄生蟲等。當人體酸鹼失衡、免疫系統的功能產生障礙、免疫細胞的吞噬與識別功能下降時，病菌就會逮住機會大量繁殖，在人體內胡作非為，造成白血球和其他免疫細胞受到損害，並且急速死亡。

酸鹼失衡時，也是血液、體液中的酸毒偏高時，此時血液會較濃稠，而濃稠的血液會造成血管阻塞，在這情形下細胞無法得到充足的養分，因而急速衰老而至死亡。細胞死亡的過程分為發炎、腫脹、破裂和化膿四個階段，當細胞處於發炎、腫脹的過程中時，細胞的體積比原來膨脹了數十倍甚至百倍，這時勢必壓迫人體神經，人體就會有痠、抽、痛等不舒服的感覺，這些痠、抽、痛等不舒服的自覺症狀，在一般醫學上稱為「病」。這也提醒在人體某處有了病變，人才會發動自癒力去處理、消除病變。

炎症的產生、發展中，免疫系統有催化劑的作用。當細胞死亡數量較少時，人體或許還不覺得有任何不舒服的感覺，可是細胞死亡數量越多，神經遭到壓迫越大，人體越會感到痛苦。疾病有一個簡單的定

義：病就是細胞大量死亡，譬如胃的細胞大量死亡時就是一般所謂的胃病，心臟的細胞大量死亡時則會引發心臟病，以此類推。大家如果理解，就可以瞭解人體的疾病，並不像現代醫學所演變的那麼複雜，而事情複雜化後，的確難以解決。

科學實驗證明，只有在微鹼體質下，免疫系統功能才會維持在最佳狀態。中醫強調「治病要治本」，改善酸性體質其實就是抗感染的治本之法；因為只有改善酸性體質，免疫功能才能得以改善，自身的抵抗力和自癒力才能被充分調動起來，所以一旦身體發炎了，就要抓住這個信號，從糾正不良習慣、改善飲食等多方面來平衡酸鹼。

「鹼」法密碼
葷素完美比例 2：8

　　餐桌上，相比青澀的蔬菜水果、口感不好的窩窩頭、土得掉渣的紅薯，噴香的烤鴨與香濃欲滴的五花肉也許更能博得人們歡心，經常吃它們，雖能滿足口腹之慾，但身體內部卻在潛移默化地發生改變：如莫名的精神緊張、精力不濟、頭暈目眩、皮膚暗淡……就算做了檢查，也總是一無所獲。有些人還患了「富貴病」，如心腦血管病、糖尿病等，問題到底出在哪呢？

　　原來，營養課裡有一道「鹼」法題，你沒有做，或者做得少、做錯了，導致身體功能紊亂，該工作的都不正常工作了，消極怠工，當然會出問題。

「鹼」法該怎麼做

西醫營養學家把食物分為酸、鹼、中三類。

大部分人對食物酸鹼性的認識十分模糊，以為有酸味的就是酸性食物，比如一看就流口水的草莓、葡萄、橘子等，其實，這些東西是典型的鹼性食品。

判斷食物的酸鹼性，並非單憑味覺。

食物酸鹼性，是指食物中的無機鹽屬於酸性還是鹼性，取決於食物中所含礦物質種類和含量多少的比率，鉀、鈉、鈣、鎂、鐵進入人體之後呈現的是鹼性反應；而磷、氯、硫進入人體之後則呈現酸性。

在生活中判斷食物的酸鹼性，可以參考食物中鈣、磷的含量來判斷，鈣質多的就屬鹼性食物，磷質多的就屬酸性食物。

另一些對身體的酸鹼度不構成影響的食物，稱為

中性食物，比如提煉得很純的油脂、糖、澱粉等，基本上不含酸鹼元素。讓人煩惱的是，生活中所有常吃的東西幾乎都是酸性食物，如魚、肉、米飯、酒、砂糖等。相反，幾乎引不起食慾但對身體很有益的東西卻是鹼性食物，譬如海帶、蔬菜、白蘿蔔等。也許是上蒼憐惜自然環境，而人天生又有饕餮之慾，所以用疾病來約束人類吧。

在過去的二十多年，國人的膳食和營養顯著改善，營養不良和營養缺乏持續降低，可是，當下正經歷一個令人擔憂的營養快速變遷新階段，特點是脂肪和動物性食物等葷食大量攝入，帶來的直接惡果，造成整個社會患慢性疾病的危險性日益增加，比如肥胖、心腦血管疾病、癌症等。現在，人們得學學怎樣才能吃得科學，吃得長壽，吃得聰明，吃出智慧。

中國營養學會賈健斌副秘書長就曾表示，營養學會一直呼籲人們繼承中國「五穀為本」的飲食文化，粗糧細吃，選擇健康的生活方式。因此在生活中，要有意識地避免或減少酸性食物的攝取，主要包括肉類、精製加工食品、油炸食品、啤酒、糖類、奶油

類、花生類等，而在一日三餐中多做「鹼」法。

　　鹼性食物有四大類：蔬菜、水果類、海藻類、堅果類、發過芽的穀豆類。要注意的是，鹼性食品除了五穀雜糧外的植物性食品、海藻類食品外，動物性食品中的奶類和動物血也是鹼性食品。按鹼性強度劃分，鹼性食物又可劃分為弱鹼性食物、中鹼性食物、強鹼性食物：

弱鹼性食物

　　紅豆、蘿蔔、蘋果、甘藍菜、洋蔥、豆腐等。

中鹼性食物

　　毛豆、蘿蔔乾、葡萄、大豆、紅蘿蔔、番茄、香蕉、橘子、番瓜、草莓、蛋清、梅乾、檸檬、菠菜等。

強鹼性食物

　　杏乾、芹菜、甜菜、黃瓜、胡蘿蔔、茶葉、葡萄酒、海帶、萵苣、無花果乾等。尤為值得稱道的是，野菜是非常棒的鹼性食品，比如薺菜、蕨菜，不受農

藥污染，營養豐富，經消化分解後呈鹼性反應，可促進體液酸鹼平衡。所以說野菜的醫療作用譽滿人間，「三月三薺菜當靈丹」便是一說。

醫學治療上，醫生們也時常做做「鹼」法，比如牛乳鹼度 0.2，在急救醫學中，當有人因不明毒藥中毒時，醫生就經常用牛乳及蛋清，就是取其有中和酸鹼的特質。豆腐鹼度為 0.1，豌豆莢鹼度為 1.1，換言之，人們經常吃這幾類能中和酸鹼的食物，身體就可保持弱鹼性。相反地，如果吃了許多高酸度的食物，身體就會偏酸，應以其他高鹼性食物予以調和。當然，鹼性食物也不是絕對的，一定條件下，可以向酸性食物轉化，例如黃豆是鹼性，無糖豆漿是鹼性，一旦做成了油豆腐和加糖豆漿，就成了酸性食品。

當大家對酸鹼食物有了認識，也知道酸鹼平衡的重要性，那麼落實到一日三餐，人們該如何來操作？有沒有一個可操作性的量化標準？怎樣搭配才能全面體現酸鹼平衡？現代營養學指出：

飲食結構中，最「合乎自然」的葷素黃金搭配比例為 2：8，葷，以蛋、奶、魚為主；素，以五穀雜糧、菌類、時令蔬果為好。人體最佳內環境是弱鹼性，幾乎所有的蔬菜水果都是鹼性食品，所有的肉類都是酸性食品，這就告訴人們餐飲要多素少葷，以適量的「鹼性食物」來中和酸，使酸鹼度保持平衡。

　　但留意一下就不難發現，大家酸鹼食物比例經常是倒過來的 2：8，這是造成全國近 80% 人體質偏酸的原因。早餐是麵包、火腿、雞蛋；午餐是魚、肉、飯、一點蔬菜；晚餐全家要大吃一頓；周末還要上餐館過過癮、滿足口腹之慾；節假日各類家宴、飯局連軸轉，雞鴨魚肉貝蝦滿滿一大桌，最後點一兩盤蔬菜當小花絮。很多人大吃大喝以後，會感到發膩，殊不知，這就是「輕度酸中毒」的反應。

　　德國科學家最新公布一項長期調查研究結果，與純粹素食者相比，多吃蔬菜同時少量進食肉類的人最

長壽。位於海德堡的德國癌症研究中心，從 1987 年，
就對 10-70 歲的 1900 人進行長期的追蹤研究，他們發
現，進食少量肉類的人最長壽，死去的人數只有純粹
素食組的 60%；除吃果蔬之外只進食蛋、奶製品的一
組，死亡數字也只有純粹素食組的 66%。看來，少葷
多素能助人長壽，中西方皆同。

　　要學會做「鹼」法，首先就要提升鹼法素養，堅
持以葷素搭配 2：8 的黃金比例來安排三餐。每餐依據
自己的工作強度、年齡等，合理安排穀物、根莖類、
蔬菜、豆、奶、肉、魚、海藻等食物，多吃素，多喝
鹼性離子水，少喝酸性水，如可樂等。把鹼性食物做
出風味來，守住生命健康的防護線。千里之堤，潰於
螻蟻之穴，鹼法並非小事，是人們生命之樹的根系。

鹼食排行榜

幾乎所有的蔬菜，尤其是綠葉蔬菜都屬於鹼性食物。蔬菜富含維生素、礦物質、膳食纖維、黃酮類化合物及多種抗氧化物質，能中和動物性食物代謝造成的酸性物質，改善消化功能，維持腸胃健康。既補充營養，又預防心腦血管疾病，對預防癌症有一定作用。

相伴一生的蔬菜

每人每天攝取的蔬菜量應達到 400-500 克，對於酸性體質的亞健康人群、中老年人、慢性疾病患者更應多選擇較強的鹼性蔬菜。真菌菇類，包括香菇、蘑菇、黑木耳、銀耳、靈芝等這些蔬菜宜常吃。

芽苗類蔬菜，包括黃豆芽、綠豆芽、豌豆芽、豌豆芽苗、胡豆芽苗、小麥芽苗等。芽苗較未發芽的種

子鹼性高，活性物質多，易消化吸收。水生野生菜類，則包括海帶、海藻、蓴菜、馬齒莧菜、魚腥草等。

來自海洋的瑰寶

海洋中的藻類，吸收了來自陸地、包括火山噴出的地球深層岩漿凝聚物在內，由江河沖刷匯聚到海洋的各種礦物營養，是人類獲得健康的珍品。

藻類植物有紫菜、龍鬚菜、裙帶菜、羊栖菜、馬尼藻、海帶等，含有豐富的優質蛋白、氨基酸、維生素和人體必需的磷、鎂、鈉、鉀、鈣、碘、鐵、矽、錳、鋅等礦物質，其中有些成分是陸生蔬菜所沒有的。

近幾年，世界上許多國家都對海藻的食用價值進行研究，發現經常吃海藻類食物可使體液保持弱鹼性，對健康有利，海藻中的活性多肽，其功能同胰島素相似，對糖尿病患者有較好的治療和保健功能；海藻中的優質蛋白質、不飽和脂肪酸，正是糖尿病、高血壓、心臟病患者所需要的；其中的碘，是甲狀腺功能低下者的最佳治療食物。海藻還能濾除鍶、鐳、鎘、鉛等致癌物質，有預防癌症的奇效，所以建議每

周都要攝取一些海藻類食物：

海帶

　　海帶為強鹼性食物，屬真菌類，與人類生物學上的關係較遠，對人類健康頗有益處，素有長壽菜、海上蔬菜、含碘冠軍等美譽，從營養價值來看，是一種長壽的保健食品。所含的蛋白質、糖、鈣、鐵，比菠菜、油菜高出幾倍甚至幾十倍；含碘量也相當高，碘可治療甲狀腺腫瘤和預防癌症，可使頭髮烏黑亮澤，可調節內分泌激素，恢復生育功能，消除乳腺增生；含不飽和脂肪酸也相當高，被譽為人體血液清道夫，能降血脂、降血黏度、軟化血管，預防各種心腦血管疾病。海帶含有昆布胺酸，能降血壓和預防腦出血；所含的膠質能促進放射性物質隨糞便排出體外；還含60% 的岩藻多醣的膳食纖維，可促進排便，是治療糖尿病的極好食品。

　　海帶上常附著的一層白霜「甘露醇」，是一種名貴藥物，具有降低血尿和利尿消腫的作用。對於肥胖者來說還是很理想的飽腹減肥劑，但近年來由於全球海

水污染，海帶可能吸附有重金屬砷、鉛等，所以宜用
清水泡 3-5 小時後再食用。

水果中的加「鹼」先鋒

水果中含有維生素 C、礦物元素、醣類、有機
酸、果膠、膳食纖維及多種抗氧化物質，屬鹼性食
物，能中和肉類等酸性食物代謝時產生的酸性毒素，
對維持人體健康發揮著特殊的作用。水果不含脂肪，
有的含糖，味甜酸，能增進食慾，促進消化。

蘋果

含豐富的維生素、微量元素、膳食纖維、醣類、
營養素等，堪稱全方位健康水果。所含的果膠膳食纖
維，具有潤腸、通便、降血脂、降血壓、降血糖和抗
癌作用。蘋果酸能提高胃液分泌促進消化，含豐富的
鉀，與果膠共同作用可防治代謝症候群。

香蕉

含一種特殊的氨基酸，能幫助人體製造「開心激

素」，減輕心理壓力，解除憂鬱，令人快樂開心，有
「快樂水果」之稱；香蕉還有潤腸通便、潤肺止咳、清
熱解毒、助消化、降壓鎮靜、健腦和抗癌的作用。

柑橘

　　包括橘類、橙類、柚類三大類。中醫認為，橘、
橙、柚都具有止咳化痰的作用，根據現代研究，柑橘
含有醣類、較多的維生素、膳食纖維。其中含有的類
黃酮和活性物質諾米靈，能抑制和阻斷癌細胞生長；
果膠膳食纖維能蠕腸通便，尤其能防治大腸癌，還可
逆轉動脈硬化；橘子中的橘絡能入中藥，含有路丁維
生素，能保護血管的彈性和密度，可預防腦出血和視
網膜出血。

山楂

　　有很高的營養和醫療藥用價值，常吃山楂，能增
強食慾，改善睡眠，保持骨骼和血液中鈣的恆定，預
防動脈硬化。山楂含類黃酮、維生素 C、胡蘿蔔素等
物質，能減少自由基，抵抗衰老；山楂酸等多種活性

物質，具有抗腫瘤、抗愛滋病毒、抗感染、抗寄生蟲、促進肉類食品消化、減肥美容等多種功效。

芒果

熱帶水果王，具有生津止渴、利尿清熱的功效，能治暈車、暈船等不適症狀。芒果的果苷，有明顯的脂質氧化，具有延緩細胞衰老，提高腦功能的作用。果酸及維生素 A 和鉀，具有防結腸癌，抑制動脈硬化和高血壓的作用。但患有風濕病、過敏性皮膚病、消化性潰瘍的人不宜吃。

木瓜

世界衛生組織水果排行第一名，人稱「萬壽瓜」、「百益之果」。木瓜含 17 種氨基酸、維生素 A、B 群維生素、維生素 C、維生素 E、鈣、鐵、木瓜蛋白酶、木瓜鹼等。所含有的色胺酸，具有催眠鎮痛等作用；離胺酸有較強抗疲勞作用；木瓜蛋白酶能健脾消食，促進肉類蛋白質消化；木瓜鹼能抗腫瘤，對胃癌、淋巴細胞性白血病有強烈抵抗作用；果酸則能護肝抗炎、

抑菌、降血脂，還能促進乳腺發育，有催奶增乳作用，同時還能潤膚美白。

草莓

果肉多汁，酸甜可口，香味濃郁。草莓含有黃色素苷（生物黃酮類）等天然色素。草莓含的維生素 C，每百克可達 727 毫克，在水果中名列前茅。中醫認為：草莓性味涼酸，具有潤肺止咳、清熱涼血、解酒醒腦、滑腸通便、減肥美容等功效，對動脈硬化、高血壓、冠心病、維生素 C 缺乏病、結腸癌等疾病有輔助療效。

西瓜

除不含脂肪膽固醇外，幾乎含所有人體所需的營養成分，尤其是鉀和維生素 A 含量較高，有人稱西瓜是最營養、最純淨、最安全的食品。西瓜所含的西瓜柿紅素，有抗癌作用。希臘曾用西瓜治療各種癌症和白血病。中醫稱西瓜為「天然白虎湯」，可清熱解暑、除煩止渴、利尿消腫，用於治療腎炎和高血壓。

桃

中國自古把桃視為福壽祥瑞，常稱為仙桃、壽桃。桃仁、桃花均可入中藥，桃果肉含糖、維生素、礦物質元素、果膠膳食纖維等成分，其中含鐵很高，在水果中居首位，是缺鐵性貧血者的理想食品。桃中所含果膠膳食纖維可防便秘。含鉀多、鈉少，適合水腫病人食用。中醫認為桃是溫性食品，具有補氣養血、滋陰生津、止咳殺蟲等功效，可用於大病之後氣血虧虛、面黃肌瘦、心悸氣短等。

水果品種繁多，維生素、膳食纖維雖不及蔬菜含量高，但水果多為生吃，營養成分損失很少，更重要的是水果屬於鹼性食物，堅持每天食用新鮮水果100-200克，可以中和並排出體內的酸毒，改善酸性體質，保持微鹼或健康體質。

選吃水果，還應根據每個人的體質，注意水果的熱、溫、平、涼、寒屬性。一般來說火體的人（吃熱性食物易上火），宜選寒性、涼性水果；屬於寒體（吃寒涼性水果易胃痛、腹瀉）的人，宜吃溫性、熱性水

果。至於平性水果，什麼體質的人都可以吃。

微鹹食譜推薦

 海帶粥

- 50克海帶泡發洗淨，切成細絲；50克粳米（糙米）淘洗後入鍋，加水適量。
- 煮沸後下海帶絲，煮至粥熟；可當早餐主食吃。

 涼拌芹菜葉

- 選綠芹鮮葉150克，洗淨後沸水中燙兩分鐘撈起，用醋、少許白糖拌勻，淋上葡萄籽油5-10克即成。
- 佐餐食用，每日兩次。

奇妙的綠茶

　　喝茶是中國人的習慣，說起茶文化更是歷史悠久。《茶史初探》中記載，茶文化始於神農，興於唐朝，盛於宋。民間流傳「神農嘗百草日遇七十二毒，得茶而解之」的典故；這個故事道出了茶和健康的淵源。

　　熟悉宋朝歷史的人，就會知道，宋朝對遼、金兩朝進貢的物品中，金銀其實不是最主要的，而是紡織品和茶葉。為什麼遼、金兩朝人如此需要和喜歡茶葉呢？用現代醫學來解釋，是因為他們是北方少數民族，游牧出身，飲食結構基本上以肉和奶製品為主，屬酸性體質，又缺少蔬菜瓜果。過食肉類不僅不易消化，且易積熱，若沒有茶葉來調節平衡，極易堵塞血管，造成腦中風、腦梗塞、心肌梗塞等疾病。在明代，當中原與俺答停止貿易時，他們立即就會用洗劫

漢地來迫使明政府恢復貿易，第一個要求就是「賞賜」茶葉。可見在古代，少數民族也與茶有了不解之緣。

而現代，國內許多少數民族如維吾爾族、回族、藏族等，也都離不開茶。道理也是一樣的，他們吃肉和奶製品太多，每天必須要喝茶。茶葉中含有咖啡因、茶鹼、膽鹼等生物鹼，屬於鹼性飲料，可中和因過食肉類導致的體質酸性，維持血液的酸鹼平衡，起到消除疲勞、提神醒腦的作用。以西藏為例，藏區很少產茶，而茶卻深得藏區男女老幼的寵愛；藏民間流傳著一句諺語：「一日無茶則滯，三日無茶則痛；可三日無糧，不可一日無茶。」這個「滯」字可大有深意。

中國茶葉種類繁多，根據製作方法不同和品質的差異，有紅茶、綠茶、烏龍茶、白茶、黑茶等，而綠茶是產量最多的一類，在全國18個產茶省區都生產綠茶。綠茶的含鹼比率相當高，比紅茶、花茶、烏龍茶都要高幾倍甚至幾十倍，堅持長年飲茶，對調節身體功能，可收到意想不到的效果。

綠茶的主要成分是茶多酚、咖啡因、氨基酸、維生素C等。茶多酚對改善身體功能尤為重要。是從綠

茶中提取分離而得的黃烷醇類物質，能幫助人體的內環境保持弱鹼性狀態，即 pH 值維持在 7.35-7.45。

　　綠茶的茶多酚，能使血液的酸鹼平衡度呈弱鹼性。人體的膽固醇、三酸甘油酯等含量高，血管內壁脂肪沉積，血管平滑肌細胞增生後，形成動脈粥樣化斑塊，茶多酚對人體脂肪代謝有重要的幫助，茶多酚中的兒茶素 ECG、EGC 及其氧化產物茶黃素等，皆有助於斑狀增生受到抑制，使形成血凝黏度增強的纖維蛋白原降低，凝血變清，讓血液清澈，保持血液的酸鹼平衡且呈弱鹼性，從而抑制動脈粥樣硬化，減少患心腦血管病的風險。茶多酚還能殺毒抑菌，具有較強的收斂作用，對病原菌、病毒有明顯的抑制和殺滅作用，對消炎止瀉有明顯效果，別忘了，發炎就是體質變酸的第一信號，可見茶多酚能有效防範體質變酸。國內便有不少醫療單位就用茶葉製劑治療急性和慢性痢疾、阿米巴痢疾，治癒率高達 90% 左右。

　　茶多酚能殺死癌細胞，提高身體免疫力，阻斷多種致癌物質在體內合成，有直接殺傷癌細胞和提高身體免疫能力的功效。據有關資料顯示，茶葉中的茶多

酚，對胃癌、腸癌等多種癌症的預防和輔助治療均有
裨益。

　　常飲綠茶不僅是能使血液清淨、體液呈弱鹼性的
超強武器，茶中所含的維生素 C 可以降低膽固醇。茶
產地的腦中風死亡率以全國來講比例偏低，與他們偏
愛喝茶不無關係。茶中的氨基酸能促進抗體產生，增
強免疫力，而綠茶本身的降火明目、利尿解乏、提神
清心、防輻射等功效更是廣為人知。愛抽菸的人平常
可喝些綠茶，因為菸屬酸性物質，喝點綠茶，能使香
菸的害處降低。

享受加「鹼」好心情

綜觀生活中那些心態積極，喜歡說笑，性格爽朗的人，一般都有好人緣，健康長壽；而愁眉苦臉，脾氣火爆的人，境遇則恰恰相反。這說明，情緒不但會左右人的身體狀況，也影響人的命運。情緒加「鹼」更健康，是有方可尋的，認真掌握這些方法來培養自己的好情緒，對保證身體的酸鹼平衡十分必要。

情緒加「鹼」好方法

心理學也認同的歡笑療法，譬如笑顏常開、常唱唱歌，笑，讓人變輕鬆、對身體保持酸鹼平衡有益。笑對調節酸鹼平衡有益的原因是：笑能擴充胸肌，加強肺部運動，促進肺部的功能，有助於肺部調節酸鹼平衡；對新陳代謝來說，能使血管和心臟加強運動，

促進血液循環，有益排出體內的酸毒，淨化血液。

發自內心的快樂

其實生活中令人開心的理由很多，比如早晨起床後，發現連日的陰雨不見了，看到的是溫煦的太陽，呼吸清新的空氣，會讓人一天都擁有好心情；開心的機會，關鍵是要自己去尋找，要善於在生活中找到樂趣，找到歡笑的理由，讓好心情成為習慣。加「鹼」笑，必須是發自內心的，勉強的皮笑肉不笑不會讓人愉悅，請讓笑從一種外在行為，慢慢地內化為習慣。

培養積極的人生觀

知足常樂，淡化自我，學會寬容，隨遇而安，凡事多往好處想，不鑽牛角尖，不追求完美，不過分挑剔，不苛求他人等。真做到了這些，就會不想快樂都不行。

練習身心放鬆

對於維持酸鹼平衡也有益，原因是放鬆身上的每

一塊肌肉，對促進血液的流通，增強臟器的功能很有效，有助於排出肌體的酸毒，以調節體內的酸鹼平衡。放鬆還有助於治療一些疾病，如消化不良、潰瘍、痔瘡、結核病、糖尿病等。放鬆練習包括呼吸放鬆、想像放鬆、肢體放鬆。

音樂療法

音樂治療在國內外早已廣泛應用於精神科、牙科、心理諮商、失眠治療、婦產科、腫瘤科……利用音樂的節律共振，來改善人體已失序或混亂的健康狀態，在國外，具有療效的音樂處方，還須專業醫師來開立。而一般民眾，可依個人喜好，選擇聽聽讓自己有紓壓、放輕鬆的音樂都好。

偶爾素食

最新臨床飲食療法成果報告：偶爾素食、生食、斷食，有助於人體保持健康，對於維持體內的酸鹼平衡有很好的作用。

在日常生活中多選用素食，可以避免身體增加酸毒。原因是素食相對於動物性食物來說，更安全、天然一些。現在很多動物飼料都被環境污染，由於各種添加劑、生長劑等的使用，使得現在的葷食中毒不淺，相形下素食相對安全些。

就營養來說，素食和葷食本質上的區別，素食種類繁多，所含營養成分比較均衡，對人體有利。而代謝後的產物，也不會給人體帶來很大的污染。素食還能幫助身體排出很多毒素；而葷食參與身體代謝的產物往往遠超出人類需求，且代謝產物會給人體帶來危

害，比如高脂肪、高蛋白等，會導致人體吸收的熱量、膽固醇過高，給健康埋下隱患。所以說素食相對於葷食，更有益於人體健康。

或許，你認為自己不習慣於吃素，覺得清淡寡味，難以下嚥，或者擔心吃素食，營養不良；其實這種擔心大可不必，人類的繁衍本身就是依靠五穀雜糧。吃素食的方式很多種，可以根據自己的情況自由選擇：

絕對素食

以穀物、蔬菜和水果為日常飲食，蛋、牛奶、奶製品以及其他所有的動物性食品一概不沾。

半素食

除了水果、蔬菜和五穀以外，偶爾也吃些桌邊素、魚蝦、蛋、奶製品等作為補充蛋白質的食物。

零星素食

選擇一段時期不食葷，經過一段時間後，再進入

葷素食期，隔一段時期再堅持素食一段時間。

　　無論選擇哪種素食方法，即使成為不了完全的素食主義者，也要記住，少攝入些葷食，多吃素食，以確保身體的健康。要提醒的是，素食也需遵循一定的營養準則，需要把握五色均衡，每日飲食的比例只要按紅黑綠白黃五色搭配，便能滿足當日營養所需。

維鹼排酸，擁有好體能

　　每個女人都希望，在不同的年齡散發出不同的美麗，但有些女性朋友進入中年後，臉上長斑、或膚色晦暗、要不就體型肥胖、頭髮枯乾。從醫學角度而言，人體的容貌出現問題其實與體內積存的毒素相關，毒素越多，造成的問題也就越多。尤其是當酸毒作用時，不僅影響女人的健康，同樣也會殃及容貌美麗。

　　色斑是由血流量及黑色素等內外因素共同造成的，紫外線過度曝曬、經常熬夜、內分泌失調和一些缺氧性疾病等，都會導致皮膚出現色斑。此時，有效做法就是少攝入酸性食物，讓生活有序，也可以到正規的醫療機構採用按摩、針灸、刮痧等傳統中醫療法來治療。

排酸維鹼抗衰老

酸毒積聚體內，造成細胞的功能退化，新陳代謝減慢，易使女性面部皺紋早生、身體衰老。所以要抗衰老，平時除了經常保養皮膚，給予細胞充足的氧和養分，還要注意排酸維鹼，確保體質的酸鹼平衡。在日常飲食中，要多攝取鹼性食物，如水果、蔬菜等，少攝取加工的食品，少吃油炸、醃漬、高油食物等，保持良好的情緒狀態，將體質儘量維持在弱鹼狀態下，這對延緩衰老，保持身體健康很有好處，當然良好睡眠也不可少。

減肥一直是現代女性的追求，可往往總是好不容易降下來的體重，一下子又胖回去了，體重像電梯一樣反覆升降。如果這樣，提醒妳可能屬於酸性體質，請多吃些鹼性食物調整身體，輔之以中醫手段由內而外地調整，譬如中醫從調節內分泌入手，對肝、脾、腎、心臟、肺及三焦等進行調節，透過氣血津液的作用來完成身體的統一，使身體恢復正常體質。

髮質不好，也跟身體有酸毒有關。如血毒、氣毒

以及環境塵蟎、水毒等，導致身體酸化。所以治酸美髮，要從源頭上著手，透過飲食來調節酸鹼平衡，也可以透過按摩、針灸等平衡療法來進行治酸。

堅果，能量補充劑的首選

上班族一日三餐多在外打發，長時間工作常會出現輕微飢餓感、犯睏、打不起精神、頭整天暈乎乎、缺少持久性……這就是疲勞症候群的典型。疲勞症候群屬於「亞健康」範疇，這也都是酸性體質惹的禍。上班族和早出晚歸的人，沒有時間花在烹調飲食上，不妨吃點特殊小零食，既能有效平衡酸鹼，又能緩解工作壓力，一舉兩得。而堅果便是能量補充劑的首選。

有些人在做較消耗體力活動和大量動腦之後，常常覺得十分疲勞，要幾天時間才能恢復。這時可以在口中嚼些花生、榛子、胡桃等堅果，對恢復體能有神奇功效。因為它們含有大量豐富的蛋白質、B 群維生素、維生素 E、鈣、鐵等，而且不含膽固醇，有助於生理調節。

葡萄乾

葡萄乾中含有多種有益健康的成分，如花青素、酒石酸、白藜蘆、膳食纖維，是一種很好的健康零食。

奶製品

奶製品也是屬鹼性食品，能提供蛋白質、維生素和鈣質，而且不會含有太高的脂肪，平衡體液酸鹼度，增強體力。

話梅

適量的話梅，能緩解煩躁情緒，因話梅含有豐富的枸櫞酸與礦物質，枸櫞酸能抗衰老，礦物質則能平衡血液酸鹼值。

礦泉水

適量飲用礦泉水對補充礦物質是有效的，礦泉水中或多或少都含有礦物鹽，雖然鈣、鈉、鎂的含量各不相同，鎂有助於體內物質的規則轉化，鈣能促進骨

骼發育，鈉能避免身體脫水。

水果

疲勞是身體環境偏酸，多食水果這類鹼性食物能降低血液肌肉的酸度，增加耐受力，消除疲勞。大腦正常工作需要多種維生素。維生素對維持人體的生長發育以及神經系統的運行具有不可替代的作用，還有利於提高學習能力和記憶力。而水果中的維生素 C 也比較多，例如石榴、奇異果、橘子、草莓和柳橙等。

雖然零食也能平衡體液酸鹼，但零食所提供的營養還是不如菜色多樣的正餐來得均衡、全面。零食中糖的含量也明顯高過正餐，這對健康頗有危害，絕對不能把改頭換面包裝的零食，無所顧忌地多吃，均衡的營養攝取還是必須依靠一日三餐來完成。

第二章

二分細八分粗

現代營養學提倡二分細八分粗，因為粗糧中的不溶性膳食纖維與細糧中的可溶性膳食纖維，共同協助人體消化系統工作，幫助抵禦多種疾病，為健康保駕護航。

「食尚」界的營養「混搭」

時尚界流行混搭風，不同色彩可以混搭，裙裝與褲裝可以混搭，薄紗與牛仔可以混搭，長款與短裝可以混搭，千變萬化的搭配方式展示出不同的風情。同樣地，在「食尚」界也流行「混搭」風，只要各種食物混搭得合理，自能常保健康。

粗糧例如小米、黃米、大麥、蕎麥、玉米、高粱、青稞；黃豆、毛豆、蠶豆、綠豆、紅小豆、豌豆、馬鈴薯；紅薯、山藥、栗子、菱角、花生米、芝麻……細糧則如稻米、小麥、大米、糯米等等。在貧困年代，粗糧是主食，只有逢年過節時才能吃細糧，而在物資豐富、營養過剩的今天，人們反而越來越喜愛粗糧。

人體必需的營養素達 50 多種，沒有任何一種食物能涵蓋一切；若長期以精細糧食為主，易患糖尿病、

脹氣、心律失常等疾病。常吃粗糧有哪些好處？因為粗糧屬於平性食物，組織不易被人體吸收，具有改善胃腸微生物菌落和產生低熱量的生理功能：

避免熱性病發生

長期食用可避免熱性病的發生，而人類的絕大部分疾病都屬於熱性病，例如感冒、痢疾、肝炎、糖尿病、癌症、腎炎、風濕病、慢性氣管炎、瘡癤、高血壓等。因此食用粗糧，可以避免人類絕大部分疾病的發生。

防治心腦血管疾病

粗糧的組織與膽酸鹽結合，限制膽固醇的生成、吸收，促進其排出體外，可預防及輔助治療高血壓、動脈粥樣硬化等疾病，維護心血管系統的健康。

防治糖尿病

粗糧雖含有澱粉，但是食入粗糧後卻不會引起血糖升高，其原因就在於粗糧的細胞壁不易被人體破壞。

治療便秘

粗糧的組織含有較多的膳食纖維，經過代謝的作用，可以產生導瀉的羥基化合物，促進腸蠕動，縮短糞便在腸內的停滯時間，使大便通暢。

減肥

膳食纖維可產生飽腹感，避免人攝取過多的熱能、脂肪、醣類，且可調整消化吸收功能，延長食物在胃內的滯留時間，延緩營養物質的吸收。譬如玉米，有很高的營養價值，又是很好的飽腹減肥食品，

治療裏腸毒

吃粗糧不僅不會形成惡臭的糞便，還能避免裏腸毒。現代醫學發現，人在空腹情況下，消化道的消化腺照樣分泌消化液，一方面能幫助消化，另一方面對於人體也會有害，因為這些消化液若不和食物發生反應，被人體再次吸收後，就會產生毒性，也就是裏腸毒。

防治抑鬱症

美國心理學專家研究表明，高熱量的飲食加劇了抑鬱症的發生，而膳食纖維具有鎮靜作用。當抑鬱症患者食入大量的膳食纖維後，抑鬱狀態會有所減輕。

止喘

粗糧具有緩解支氣管痙攣的作用。

粗糧的好處如此多，烹調簡單，許多營養成分保存得較為完整，沒有遭到人為破壞。當然也不能因此矯枉過正，只吃粗糧，而拒絕細糧。細糧雖有一些壞處，但也並非無一是處，細糧的口感好，易被人體消化吸收；含有較多的氨基酸、蛋白質、微量元素等，像大米就含有人體所需的多種氨基酸，蛋白質的含量也高於粗糧。將粗糧、細糧混合食用或輪流食用，讓粗、細糧中的營養成分相互彌補，才是最佳的營養混搭方案。且將粗糧與細糧進行合理的搭配，既改變了粗糧口感不好的缺點，還能彌補細糧粗膳食纖維、維生素 B 群和礦物質等的不足。

粗糧與細糧的搭配

以符合二八健康法則為例：

黑米＋大米

黑米比較硬、很粗糙，不太適合用來煮飯，但如果熬粥，口感就好多了。也可以將黑米與大米按照 2：8 的比例混合，一起煲粥或者煮糖水。

小米＋大米

小米與大米一起熬成「二米粥」，是粗細糧搭配的經典粥品。按照傳統熬粥方法，將小米與大米按照 2：8 的比例混合，洗淨後加水煲粥，30 分鐘二米粥即可上桌。

小米＋薏仁米＋白果等原料

將小米與珍珠米、薏仁米、黑米搭配，再添加些白果、蓮子、桂圓等配料熬成的八寶粥，不僅營養豐富，而且美味可口，難怪會成為流傳千年的名品。

高粱米＋大米

高粱米單吃粗糙感太強，與口感細膩的大米以2：8的比例搭配，然後煲粥或煮成高粱大米飯，口感獨特，而且利於消化。

大豆＋大米白麵

大豆富含促進身體發育、增強免疫力的氨基酸，而大米白麵的賴氨酸含量非常低，兩者可以說是最佳「拍檔」。

玉米麵粉＋小麥麵粉

玉米與麵粉搭配，可以做成多種美食，比如玉米餅、玉米饅頭、玉米糕、玉米窩窩頭、金銀絲卷等。玉米獨特的香味和金黃的顏色，使得做出來的麵食不僅美好色美，小孩大人都喜歡。

蕎麥麵粉＋小麥麵粉

是「黃金搭檔」，可以做成蕎麥餅、蕎麥饅頭等，

而蕎麥麵條更是經典的麵食。

　　將粗糧、細糧按照 2：8 比例搭配，人體會像海綿吸水般，充分而全面地吸收到食材的營養，從現在開始行動，學些粗細糧的混搭吃法，從三餐主食，守住自己和家人的健康並不難。

飲食過精，富貴病不請自來

　　隨著生活水準大幅提高，人們對飲食越來越「食不厭精」，有人從小就愛吃精米、白麵，因為口感好，有人喜歡蛋糕、麵包、餅乾、米糊等，因為不需要反覆咀嚼，而且聞上去、吃起來都很香。殊不知，過分追求口感，長期吃精細食物，對人體健康是非常不利；在享受美食的同時，身體已逐漸亮起各種富貴病的紅燈。

　　富貴病又叫作「現代文明病」，是人生活富裕後，吃得過好、過精、運動量減少，導致營養過剩，從而產生的一系列非傳染性的流行病。比如便秘、肥胖、高血脂、動脈硬化、冠心病、糖尿病、腦中風、大腸癌等。這些病在貧窮社會中很少見，所以叫作「富貴病」。

　　據衛生部調查，我國中老年人有 15%-20% 患有便秘，60% 的白領上班族有便秘現象；22% 的人體重超標，有六千多萬人因肥胖就醫；高血壓患者有兩億多人；糖尿病患者五千多萬人；高血脂患者 1.6 億人。全國每天因富貴病死亡的人數超過 1.5 萬人，占死亡人數 70% 以上，治療富貴病的費用，占治療疾病費用的 60% 以上。就連西方國家多次發表調查報告，對中國的富貴病氾濫狀況感到憂慮。

　　精細的食物反式脂肪酸含量高，而反式脂肪酸可以導致多種疾病。反式脂肪酸是將植物油經過加氫飽和，成為固態或半固態的油脂。這種油脂的長處就是有利長期保存食物的口感，使食物不易變質，這也正是糕點商家喜歡它的理由。

　　反式脂肪酸在人體內停留的時間很長，天然脂肪被人體吸收後，7 天就可以順利排出體外，但反式脂肪酸卻需要 51 天才能排出體外，後果就是導致身體肥胖。且反式脂肪酸還能降低人體中有助防止血管硬化的高密度膽固醇的含量，很容易增加導致血管梗塞的低密度膽固醇。高密度膽固醇比例越高，越能保護血

管，而低密度膽固醇增多，就會增加患血管疾病的機率。所以，長期食用含有大量反式脂肪酸的精細食物，很可能導致糖尿病、冠心病等「代謝症候群」。

美國哈佛健康膳食研究報告，攝入過多的精製醣類將導致肥胖，一二十年後可患糖尿病和心臟病。經過精製加工的米、麵等富含糖類的食物，極易被人體消化吸收，食用後體內的血醣會快速升高，從而加重了胰島的負擔，最終導致胰島功能衰竭。胰島素是調節人體代謝非常重要的激素，如果血液中的胰島素長期過高，會引起高血糖和心臟病等疾病，如果胰島功能下降則會引起糖尿病。

精細食物中缺少維生素 B2 和微量元素鋅

維生素 B2 有消除口腔內炎症的作用，而人體內缺乏鋅元素，則很容易導致口腔潰瘍。但是人們為了使食品的口感和外觀更好，常常精製加工，而維生素 B2 和鋅元素主要存在於糧食表皮中，就導致這兩種營養素的缺乏。如果長期吃這種精加工的食物，自然會患上口腔潰瘍了。

　　常吃精糧，會缺乏維生素 B1，還可能導致　氣病。尤其是孕婦不要只吃精糧，否則會造成嬰兒缺乏維生素 B1，患上先天性脹氣病，出現嗜睡、心力衰竭等症狀，在出生後 1-2 天就會死亡。

　　精細的食物中缺少膳食纖維，膳食纖維雖然沒什麼營養，但是進入腸道以後，會吸收大量水分，從而發生膨脹，增加了糞便的體積，而且還能促進腸道蠕動，使排便過程順利。相反，若只吃精糧，腸道蠕動就會變慢，久而久之，就易患上習慣性便秘；長期如此甚至會罹患腸道癌。

　　可見，病從口入是很有道理的。這精細的食物吃多了，麻煩也就大了。當發現自己的體重在攀升，當發現自己越來越愛往快餐店跑時，當發現你的牙齦常發炎，當發現你排便不順暢時，建議一定要調整飲食結構，只要改掉了偏食精糧的壞習慣，自然就會身體結實了。

粗糧中的十大明星

　　粗糧家族很龐大，按類別劃分主要有三類：穀類、豆類和薯類。穀物類包括玉米、小米、黑米、紫米、薏米、高粱、大麥、燕麥、蕎麥、麥麩等；豆類包括黃豆、綠豆、紅豆、黑豆、青豆、芸豆、蠶豆、豌豆等；薯類包括紅薯、山藥和馬鈴薯。這麼多的粗糧中，哪些營養價值和藥用價值較高？哪些適合常吃？來看看粗糧排行榜上的十大明星：

玉米

　　玉米是世界上最重要的糧食之一，是公認的「黃金作物」；全球約有三分之一的人將玉米作為主食，亞洲人的飲食結構中玉米占 50%，非洲占 25%，拉丁美洲占 40%。玉米全身都是寶，是粗糧家族裡名副其實

的首屈一指。

玉米的口味清香甘甜，含有多種特殊的營養素，如蛋白質、脂肪、鐵、鈣、磷，還含有鎂、硒等人體必需的微量元素；也因為這些營養素，玉米具有多種食療功效。

玉米含有人體必需的多種氨基酸，能促進大腦細胞正常代謝，有利於排出腦組織中的氨，玉米的胚芽和花粉中含有豐富的維生素 E，中老年人常吃玉米麵和花粉食品，有助於增強體力、耐力、延緩衰老。黃色玉米含有兩種不是營養素卻勝似營養素的成分，就是葉黃素和玉米黃質，是強大的抗氧化劑，能吸收進入眼球內的有害光線，保護眼睛的感光區域，預防老年性黃斑變性和白內障的發生；經常用眼過度的人，多吃些黃色玉米可保護視力。

玉米中含有多種抗癌因子，如谷胱甘肽、微量元素硒和鎂等。谷胱甘肽能使致癌物質失去活性，將其從消化道中排（出體外，還是一種強有力的抗氧化劑，能使加速老化的自由基失去作用。硒能加快體內過氧化物的分解，使惡性腫瘤得不到氧氣的供應而死亡。

鎂不僅能抑制癌細胞的發展，還能促進體內廢物排出體外，預防癌症的發生。而葉黃素則能預防大腸癌、皮膚癌、肺癌和子宮癌，玉米黃質可以預防皮膚癌和肺癌。

小米

又叫粟米，從商代至秦漢，都被列為五穀之首。小米晶瑩而多汁，味美甘滑清香可口，在明代還曾被作為貢品。民間有句俗話「小米營養賽大米」，小米的蛋白質含量比大米高，含有一般糧食中不具有的胡蘿蔔素，而維生素 B1 的含量位居所有糧食之首。小米所含的色氨酸含量居穀類之首，色氨酸具有調節睡眠的作用。

小米味甘，有清熱解渴、健胃祛濕的功效，適合內熱者和脾胃虛弱的老人食用。現代人飲食不規律，多應酬，工作壓力大，人未老，脾胃先出毛病。若用小米熬粥喝，既開胃又養胃，有健胃消食、防止反胃和嘔吐的功效。

在我國北方，小米備受產婦青睞，很多婦女在產

後，都有用小米加紅糖來補身子的傳統，小米的含鐵量比大米高一倍，對產婦產後滋陰養血分常好，可以調養虛寒的體質，使她們儘快恢復體力。小米中所含的膳食纖維比大米高 2-7 倍，能有效防止產婦便秘。

薏米

是我國古老的藥食均佳的糧種之一，因營養價值非常高，在歐洲被譽為「生命健康之禾」，在日本被列為防癌食品，可見薏米身價非凡。

薏米含有「薏苡仁脂」、「薏苡仁內脂」等抗癌成分，可抑制癌細胞擴散，對胃癌和子宮頸癌有輔助治療功效。健康人常食薏米，可降低癌症發生機率。薏米含有多種維生素和礦物質，容易消化吸收，能減少腸胃負擔，是體弱多病者理想的補益食品。有慢性腸炎或消化不良的人，不妨經常用薏米熬粥或煮湯食用，有助改善病情。薏米還有補腎、清熱利尿的功效，若用薏米與冬瓜一起熬湯，對身體水腫的病人有顯著療效。

薏米含有維生素 E，經常食用可使皮膚富有光澤

且細膩，能消除粉刺或色斑，使膚色看起來更健康，可以說是絕佳的美容食品之一。薏米可用來熬粥，也可以將鮮奶煮沸，再加入薏仁粉，攪拌均勻後食用，有助於改善肌膚。不過要注意的是，薏米很難煮熟，所以要先將薏米放在清水中浸泡 2-3 小時後再入鍋煮。

燕麥

中外營養學家都提倡，燕麥應成為人類繼稻米、小麥之後的「第三主糧」。在美國《時代》雜誌評出的十大健康食品中，燕麥名列第五。衛生部首席健康教育專家洪昭光教授也十分喜愛燕麥食品，建議早餐要經常吃燕麥粥，才能保持每天精力充沛，身體也會保持極佳狀態。

燕麥的營養價值非常高，蛋白質含量占 15%，脂肪含量占 8.5%，分別是麵粉和大米的 2 倍和 4-7 倍。維生素 E 的含量高於大米和小麥，鈣、鐵、磷的含量也非常高。燕麥還含有人體所需要的全部氨基酸。

黑米

因米色黑，故得其名。外表純黑發亮，香味獨特，是我國古老的名貴稻種，數量稀少，被譽為「世界米中一奇」，也稱為「黑珍珠」。從西漢漢武帝年間到清末，黑米一直被視為珍品，列為獻給皇帝的貢品，因此黑米身價很高。近年來，黑米風靡海內外，備受全世界人們的喜愛。

黑米顏色之所以與其他米不同，是因為它外部皮層中含有花青素類色素，這種色素具有很強的抗衰老作用。研究證明，米的顏色越深，表皮色素的抗衰老效果越好，所以黑米的抗衰老作用是最強的；常吃黑米，有助保持青春活力。

根據古農醫書記載，黑米有滋陰補腎、健身暖胃、明目活血、清肝潤腸、滑濕益精、補肺緩筋等食療功效，用來製作藥膳，對頭昏目眩、貧血、腰膝痠軟、夜盲耳鳴、腎虛等症有極佳的療效，常吃能延年益壽。因此黑米又被喻為「藥米」和「長壽米」。因黑米具有滋陰補腎的功效，非常適合孕婦和產婦食用，

有絕佳的補血效果。

黑米中含有較多的膳食纖維，澱粉消化速度比較慢，血糖指數僅為 55，而白米飯為 87，所以吃黑米不會像吃白米那樣造成血糖的劇烈波動。黑米中的鉀、鎂等礦物質有助控制血壓，從而減少心血管疾病的發生。黑米的色素中含有豐富的黃酮類活性物質，是白米的 5 倍，能有效預防動脈硬化。所以，糖尿病人和心血管疾病患者多食用黑米，有助於控制病情。

蕎麥

營養價值非常高，含有八種人體必需氨基酸，含量比小麥、大米和玉米都要高，尤其是賴氨酸和色氨酸含量較高。必需氨基酸，是指人體需要但在體內無法合成，必須由食物中的蛋白質供給，所以稱為必需氨基酸。必需氨基酸一共有八種，而蕎麥能提供人體所需要的全部必需氨基酸。蕎麥澱粉與大米澱粉非常相似，極易被人體消化吸收。

蕎麥的脂肪構成較好，75% 以上為亞油酸和不飽和脂肪酸。蕎麥還具有藥用價值，其性甘味平，有健

脾益氣、開胃寬腸和消食化滯的功效。蕎麥中有豐富的維生素 E 和膳食纖維，有助於降低血液中的膽固醇，促進體內廢物的排出；蕎麥含有其他穀類糧食所不具有的生物類黃酮蘆丁及其維生素。蘆丁有降低人體血脂和膽固醇、軟化血管、強化毛細血管壁、預防腦血管出血的作用。

蕎麥含有豐富的鎂，可促進人體纖維蛋白溶解，使血管擴張，抑制凝血塊的形成，有抗血栓的作用。蕎麥中的某些黃酮成分也具有抗菌、消炎、止咳、平喘、祛痰的作用。因此，蕎麥有「消炎美食」的美稱。

綠豆

又名青小豆，營養豐富，蛋白質幾乎是粳米的 3 倍，維生素以及鈣、鐵、磷等礦物質的含量也比粳米高，不僅具有很高的食用價值，還有良好的藥用價值，有「濟世之良穀」美稱。

綠豆所含的多醣成分，可增強血清脂蛋白酶的活性，使脂蛋白中的甘油三酯水解，降低血脂，防治冠心病、心絞痛的功效；綠豆所含的蛋白質和磷脂，能

增強神經興奮，增進食慾，為人體重要器官提供所需營養。

《本草綱目》記載：「綠豆，消腫治痘之功雖同於赤豆，而壓熱解毒之力過之。且益氣、厚腸胃、通經脈，無久服枯人之忌。並可解金石、砒霜、草木一切諸毒。」可見綠豆有清熱祛暑、解毒的功效，這也是每逢夏天，許多人都喜歡喝綠豆湯的原因所在。

若遇鉛中毒、酒精中毒或吃錯藥等情況，在送往醫院搶救前，可以先灌一碗綠豆湯進行急救。經常在有毒環境下工作的人，也可常喝綠豆湯。如果長了痤瘡，可把綠豆磨成粉末，煮成糊狀，晚上睡前洗淨患部，將綠豆糊塗於患處，有一定的治療功效。

黃豆

黃豆營養非常豐富，乾黃豆中優質蛋白質含量高達 40%，居糧食之冠，因此黃豆被譽為「豆中之王」。黃豆的蛋白質含量是豬肉的 2 倍，雞蛋的 3 倍，牛奶的 12 倍，所以黃豆又被稱為「植物肉」和「綠色的乳牛」。黃豆中所含的皂苷類物質，可降低脂肪的吸收，

促進脂肪代謝；大豆蛋白質和豆固醇則能降低血清中脂肪和膽固醇含量，因此患有冠心病、動脈硬化等心血管疾病的人可經常食用黃豆和豆腐、豆漿等豆製品，對病情有改善作用。

黃豆中的植物雌激素與人體的雌激素十分相似，患有更年期症候群的婦女可經常食用黃豆製作的菜品，有一定的輔助治療功效；含鈣量很高的黃豆，可預防更年期骨質疏鬆。老年人骨頭脆性大，不妨每日喝一碗黃豆現磨的豆漿；黃豆中還含有皂角苷、異黃酮、硒等抗癌物質，對前列腺癌、腸癌、食管癌、皮膚癌等多種癌症有抑制作用。但黃豆在消化過程中會產生氣體，容易造成腹脹，所以消化不良或患有慢性消化道疾病的人不宜多吃黃豆。

土豆

學名叫作馬鈴薯，營養豐富，在法國有「地下蘋果」的美稱，在歐美則被稱為「第二麵包」，營養學家譽為「十全十美的食物」。

作為主食，土豆富含醣類，食後有飽腹感，十分

耐餓。因此營養學家勸告減肥者：吃土豆時不必擔心脂肪過剩，因為只含 0.1% 的脂肪，每天多吃可以減少脂肪攝入，使多餘脂肪漸漸代謝掉，消除心腹之患；且土豆的蛋白質含量很高，含有人體必需的全部氨基酸、穀類缺少的賴氨酸，所以將土豆與穀類混合食用，能互相補充，提高蛋白質利用率。

土豆含的蛋白質和維生素 B1 是蘋果的 10 倍；維生素 C 是蘋果的 3.5 倍；維生素 B2 是蘋果的 3 倍；磷是蘋果的 2 倍；醣和鈣與蘋果相當，只有胡蘿蔔素比蘋果少一點。按營養學觀點，一斤土豆的營養價值大約相當 3 斤蘋果。值得一提的是土豆所含的各種維生素及礦物質，尤其是鉀和磷，對體內的電解質平衡及骨骼健康甚為重要。

土豆中澱粉在體內吸收很慢，食後不會導致血糖上升過快，因此糖尿病患者盡可放心食用。土豆富含鉀元素，能排除體內多餘的鈉元素，對高血壓患者有益，能使腦中風發病率下降 40%。土豆所含的膳食纖維，能加速膽固醇代謝，從而降低血液中的膽固醇含量，對高血脂症等患者有食療功效；每天空腹吃些土

豆泥，還能緩解胃潰瘍。

紅薯

又叫地瓜，含有豐富的澱粉、膳食纖維、胡蘿蔔素和維生素等多種人體所需的營養物質，紅薯是鹼性食物，可與肉、蛋等酸性食物中和，起到調節人體酸鹼平衡的作用，有利維持身體健康，紅薯有豐富的鈣、鎂、鉀等礦物質，鈣和鎂能預防骨質疏鬆症，鉀則有預防高血壓和腦中風的作用。

日本國家癌症研究中心公布 20 種抗癌蔬菜的排行榜上，紅薯位居榜首。因為紅薯含有豐富的抗氧化物質，可消除人體內的自由基，從而抑制癌細胞。美國科學家還從紅薯中提取出了一種活性物質，它有抑制結腸癌和乳腺癌的作用。

紅薯的食用價值和藥用價值都很高，但也不要一下吃太多，因為飽腹感很強，吃得太多容易腹脹。紅薯最好熟食，煮熟後紅薯的膳食纖維將增加 40% 左右，可刺激消化液分泌和腸胃蠕動，能儘快將多餘的廢物排出體外。

　　這十種粗糧在市場上很容易買到，每次將兩種或三種不同種類的粗糧搭配在一起做菜，變化多了，營養將更加豐富，口感又別具風味。

選購粗糧訣竅

　　選購黑米時，要「一看二聞三嘗」。一看，是看黑米的色澤和外觀，而且黑米的黑色集中在皮層，胚乳則是白色的，購買時可刮掉米粒的外層，看米粒是否為白色，若不是，則可能是染色黑米。二聞，是聞黑米的氣味。優質黑米有清香味，反之則是劣質黑米。三嘗，是嘗黑米的味道，優質黑米有微甜味，無任何異味，若有酸、苦等則為劣質黑米。

　　選購玉米麵時，要抓一小把玉米麵，在手中反覆拈搓幾下，再輕輕將玉米麵滑落，如果手心沾滿黃色的東西，則是摻兌了色素。

看粗糧變「細」法

現今大多數人對吃粗糧的好處多少都有些瞭解，常吃粗糧的意識也提高了。但真正會吃粗糧了嗎？粗糧要怎樣吃才能使營養不流失、口味更好呢？粗糧細做，一來能提高粗糧的營養價值，二來還能做出各色風味餐。什麼叫粗糧細做？就是對粗糧進行簡單的加工，改變其味，使人體從粗糧中最大限度地獲取營養。粗糧細做的方法：

將粗糧發酵

玉米麵、高粱米飯、蕎麥麵等粗糧發酵後，不僅可以使較硬的口感變軟，還可使其更有營養。因為發酵後的粗糧保留了蛋白質、醣類和脂類等營養物質，在酵母菌的作用下，B 群維生素的含量也被完整地保

留下來了。

　　粗糧中含有大量的膳食纖維，能幫助人排便，但也會在一定程度上阻礙腸道吸收鈣、鐵、鋅等礦物質元素，其實，只要將粗糧發酵，就能輕易化解這個難題。因為酵母菌可促進某些酶系的活性，促進腸道內鈣、鐵、鋅等礦物質的吸收。

　　發酵後粗糧所含的植酸和膳食纖維，降解為易吸收的小分子物質，不僅改善了口感，還能促進消化，刺激吸收，減輕對胃腸道的負擔，避免造成腹脹或消化不良等情況。而且膳食纖維和植酸的減少，不會使蛋白質的吸收受阻，從而使營養能充分被吸收。但須注意的是：

　　粗糧如果發不開，口感和營養都會蒙受損失，最好購買品質純正的酵母，以免影響發酵的效果。

打磨粉碎，降低粗糧的膳食纖維

豆類、麥麩等粗糧，要先打磨粉碎，破壞其中的膳食纖維才能食用。因為膳食纖維攝取過多，會影響人體對蛋白質、無機鹽和某些微量元素的吸收。

大豆的營養價值很高，但直接食用就會影響蛋白質的吸收，出現腹脹等不良反應。吃煮或炒的黃豆，人體對其蛋白質的吸收率只有 50% 左右，但若把黃豆加工成豆腐，蛋白質的吸收率就能達到 90%。若把黃豆加工成豆漿，蛋白質吸收率可增加到 92%-96%，最好可以在家自製豆漿，前一晚將黃豆泡好，第二天早上放入豆漿機內榨成汁，就可以喝到新鮮美味的豆漿了。

添加配料使粗糧口味更香甜

粗糧的口感比較原味、不夠香甜，舉例來說不妨先將粗糧發酵，再做成西點麵包或中式饅頭等，加些牛奶，既增加了鈣元素的含量，還能使粗糧飄出濃濃的奶香味，也可以用粗糧烤製香甜可口的麵包、蛋

糕、餅乾……添加些紅棗、核桃仁、葡萄乾、杏仁或
花生等，出爐後再澆些巧克力醬，搭配各色水果，五
彩繽紛，一定使人食慾大增。

多樣烹飪變「細」法

玉米、小米、紅薯等粗糧，經過高溫蒸熟後可放
心食用，但要做成美味食物，還得講究烹飪方法。譬
如小米可嘗試做成小米煎餅，也可以在小米粉中加些
蛋或奶粉做成好吃的窩窩頭。而玉米的花樣就更多
了，不但煮熟後可直接食用、能做成爆米花、用玉米
麵粉包餃子、做包子、餡餅，都是別有好滋味。

粗糧與葷菜搭配

將粗糧與葷菜搭配一起製作食物，可以使胃口大
開，而且營養更均衡。比如將豆腐與鮮魚一起烹調，
鮮魚中含有豐富的維生素 D，豆腐中含有豐富的鈣元
素，二者和諧搭配，將使鈣的吸收率提高 20 倍之多。
而且魚燉豆腐，味道極其鮮美不油膩，非常適合血脂
過高的三高症患者、運動量小的電腦工作者等人食用。

黃豆與排骨一起做成的黃豆排骨湯，蛋白質的生理價值可提高 2-3 倍。土豆富含維生素和無機鹽，牛肉可提供蛋白質和脂肪，一起做成的土豆燒牛肉，營養價值高色澤誘人，香氣四溢。粗糧與葷菜搭配後，可以說得上是餐桌上優勢組合。

什麼疾病配什麼粗糧

中醫自古就有「藥食同源」說法，說的是許多食物都具有藥性，有些病不必去找醫生，可以利用食物來達到治病目的。粗糧既是糧食作物，也是非常不錯的治病良藥，而且環保、少有不良反應。身受疾病困擾的人們不妨根據自己的疾病，針對性地吃粗糧，同時加「鹼」吃掉疾病。

便秘

醋泡黃豆，是民間治便秘的偏方，黃豆富含膳食纖維有通便作用，蛋白質能給腸道動力，有利糞便排出，便秘症狀可以得到緩解。

黃豆與富含膳食纖維的海帶一起做菜吃，也能很

好地緩解便秘，簡易的「海帶拌黃豆」很適合有便秘
習慣的人。

 海帶拌黃豆

- 300克海帶在開水中燙熟，100克黃豆用水煮熟。
- 將二者放入碗中，加入適量鹽、醬油、醋、蔥花，攪拌均勻後即可。

用黃豆製成的豆漿、豆腐等同樣有防治便秘的功效，便秘嚴重的人，最好每天早上喝一杯豆漿。打完豆漿後的豆渣不要扔掉，把濾出的豆渣蒸熟後，用香菜末、蔥薑末、香油和鹽入鍋炒熟後拌在一起，就是一道防治便秘的美味菜餚。

 芝麻核桃煎豆腐

- 300 克豆腐切成厚片，1 個雞蛋打成蛋糊，放入鹽、白糖調勻。
- 將 30 克芝麻和 20 克核桃仁切碎，分別炒熟。將豆腐片裹上雞蛋糊，撒上芝麻和核桃仁。
- 將平底鍋放油燒熱後，逐片放入豆腐片，用中

火煎至兩面金黃，盛入盤中即可。

腸胃病

　　腸胃病不是一兩天產生的，是長期不良的生活習慣造成，要治好腸胃病就要從飲食入手，而小米有健脾和胃的功效，是腸胃病人的福音食品，特別是脾胃虛熱、反胃嘔吐或腹瀉的腸胃病人更適合食用小米。小米最好用來熬粥，可添加些紅棗、紅豆、蓮子等，這樣熬出來的小米粥營養色香味俱全。粥熟之後，水面上會浮起一層細膩的濃稠物，千萬不要倒掉，因為它的營養非常豐富，滋補力最強，民間稱為「米油」，中醫有「米油可代參湯」的說法。

　　小米粥可以在早上或晚上喝，但不要拿來做主食，否則可能造成營養不良。

糖尿病

玉米含有豐富的菸鹼酸成分，菸鹼酸是人體必需的 13 種維生素之一，能激活胰島素，防止血糖和尿糖升高，糖尿病患者經常吃玉米，有利改善醣類代謝，玉米赤小豆粥，很適合有水腫的糖尿病患者食用。

 玉米赤小豆粥

● 40 克新鮮玉米粒與 25 克赤小豆洗淨，放入鍋中，加適量水，大火煮 5 分鐘，再改用小火煮至爛熟。
● 最後撒入 4 克黑芝麻和少許鹽即可。

白扁豆也是粗糧中降血糖的首選，用白扁豆與鯽魚熬粥，對糖尿病患者的恢復療效不錯。

 白扁豆與鯽魚粥

● 30 克小米、25 克白扁豆洗淨，加入適量清水，以大火煮 5 分鐘，改用小火煮至八分熟。
● 後放入 200 克洗淨的鯽魚肉，煮至爛熟，撒上

少許蔥花和鹽即可。

高血壓、高血脂

蕎麥能降血脂主要在於它含有蘆丁成分，蘆丁又叫作維生素 P，不屬於真正的維生素，但一般還是把它歸為維生素類；有降低人體血脂和膽固醇、軟化血管等作用，因此高血脂患者最好吃些用蕎麥做的食物，例如這兩道親民美食：

麻醬蕎麥涼麵

蕎麥麵條、青椒、香菇、綠豆芽、牛肉、芝麻醬、鹽、香油、花椒油、蒜茸、海鮮醬油各適量。

- 蕎麥麵條煮熟，放下洗淨的香菇、綠豆芽，煮好後盛盤，倒些香油，自然放涼。
- 加入適量芝麻醬、海鮮醬油、醋、蒜茸、辣椒油、花椒油、香油、拌勻後，倒入麵條中即可。

蕎麥煎餅

蕎麥麵、麵粉、太白粉、白蘿蔔、乾香菇、綠豆

芽、香菜、蔥花、生薑泥、蒜泥、蛋白、香油各適量。

- 白蘿蔔、香菇切絲，綠豆芽和香菜加鹽醃漬，擠乾水分，煮至透明撈出。
- 蘿蔔絲、香菇絲、豆芽和香菜裝在一個碗裡，加入少許香油、蔥花、蒜泥和生薑泥，拌勻入鍋炒 2 分鐘，製成餡料。
- 將蕎麥麵粉加入 3 大匙麵粉、3 大匙太白粉、蛋白 1 個，鹽和適量水，調成稀麵糊。
- 平底鍋抹油燒熱後，倒入麵糊，攤成薄薄的煎餅；在煎餅裡捲入所有餡料，蘸醬汁食用即可。

燕麥含有極其豐富的亞油酸和皂苷素，有降低血清膽固醇和三酸甘油酯的功效。美國著名的營養學家曾經做過一項實驗，發現經常食用燕麥粥的人，其三酸甘油酯和低密度脂蛋白明顯下降了 50%-60%，其中一名女性試驗者食用燕麥粥的降脂效果，甚至比一年前服用降脂藥物時還要明顯。

高血脂患者可以將燕麥與薏米、核桃或松仁等一起煮粥，也可以與香蕉、奇異果或蘋果等水果熬粥，降脂效果良好，還有香甜的味道。

　　大豆的降血脂效果也比較好，僅含有膳食纖維，大豆卵磷脂和皂角苷等成分，這些成分都有降血脂的作用。現代營養學研究證明，每日攝取 30-50 克大豆蛋白，就能有效降低血清總膽固醇和三酸甘油酯的水平。大豆品種較多，同樣可以做成多種美食。

腦中風

　　一項長期研究表示：大量攝取全穀類食物，可以將腦中風的危險性降低 40%。全穀類食物含有維生素 E、葉酸、鎂和鉀等成分，這些成分能減少動脈硬化的發病率，而動脈硬化極易導致腦中風。老年人血脂往往偏高，容易導致動脈硬化，腦中風的危險性就高。所以，老年人最好多吃全穀類食物，如燕麥片、棕色米、麩糠、黑麵包等。

中老年女性
請用粗糧照顧好自己

　　人到中年，就像麵包裡薄薄的夾心層，受到來自各方壓力的排擠。尤其是女人，承擔的壓力會更大，她們要顧家、顧工作、顧丈夫、顧老顧小……卻唯獨忘了顧自己，忘了 45 歲以後，生理功能已呈緩慢衰退，更年期症狀糾纏著不放，其他疾病如乳腺癌、子宮癌、卵巢癌等女性殺手也常展開攻勢。中年女人怎樣才能守護自己的健康？除了保證充足的睡眠、適量的運動和定期體檢外，還有一記妙招，那就是吃粗糧，很多粗糧對更年期症狀，具有很好的改善作用。

粗糧＋水果

　　每個女人都繞不過更年期這一關，更年期的女人經常莫名地煩躁，肝火旺盛。有的記憶力明顯減弱，

突然一陣陣潮熱襲來，馬上滿臉通紅、大汗淋漓，甚至因無法順利度過更年期，導致精神憂鬱；種種不良反應，都是因為卵巢功能逐漸喪失，雌激素分泌紊亂直至停止而引起的。所以，適量地補充些雌激素，可緩解女人的這些痛苦。但是，人工激素補充太多，只能治標，不能治本，相反還會損害人體健康。所以，最好的方法就是多吃些含天然激素的食物，比如粗糧與水果。

含天然激素最多的豆類

科學研究發現，黃豆中富含一種植物雌激素「大豆異黃酮」是動物雌激素的前體，對更年期的女性有非常重要的保健功能，對刺激乳房、子宮內膜細胞的強度，僅為動物雌激素的千分之一，所以不會像動物雌激素那樣誘發乳腺癌和子宮內膜癌，可以放心食用。難怪很多人都說「可一日無肉，不可一日無豆」。

除了黃豆，黑豆、綠豆、赤小豆、扁豆、豌豆、蠶豆等都含有較多的天然雌激素，更年期女性不妨多吃吃這些豆類食物，對改善心悸、煩躁、失眠等更年

期不適症有明顯的作用。將豆類與一些水果搭配在一起，營養會更加豐富，對更年期女人尤其好。比如可以將黃豆與紅棗搭配在一起，紅棗是養生的上品，有養血安神的功效，雙效二合一，可以安撫更年期的煩躁情緒。桂圓能緩解心悸和失眠，核桃可補氣養血，荔枝也是滋補佳品，都可以與豆類搭配在一起吃，會有意想不到的食療效果。

薯類，含豐富維生素 B 群

維生素 B 群有促進人體內雌激素合成的作用，所以多吃些這類食物，對緩解更年期症狀也有好處。粗糧中的薯類就含有豐富的維生素 B 群，比如紅薯所含的維生素 B1 和 B2 分別是大米的 6 倍和 3 倍。

紅薯最好做成甜湯，或蒸熟後吃，因為紅薯中澱粉的細胞膜若不經過高溫破壞，很難消化，吃後就會出現腹脹、打嗝、反胃等不適感。紅薯還可與米麵搭配吃，可使蛋白質互補。也可與鹹菜或鮮蘿蔔一起吃，減少胃酸產生。

土豆也富含 B 群維生素，其中維生素 B1、維生

素 B6、維生素 B3 在所有食物中名列前茅。很多水果中也含有豐富的維生素 B 群，比如橘子、香蕉、葡萄、蘋果、奇異果等，不妨將土豆與這些水果一起做成沙拉，就成了豐盛的 B 群維生素大餐了。

 土豆水果沙拉

土豆 200 克，蘋果 1 個，熱狗 1 根，黃瓜 1 根，黑胡椒、沙拉醬、鹽各適量。

- 將土豆洗淨、蒸熟，去皮切成小塊，熱狗切丁，蘋果、黃瓜洗淨切丁。
- 將所有食材混合拌勻，撒上黑胡椒、鹽，放入適量沙拉醬拌勻即可。

粗糧 + 蔬菜

近年來，乳腺增生、乳腺癌的發病率呈明顯的上升趨勢，乳腺增生常常在 30 歲左右發病，40 歲左右有瘤變，50 歲左右易變為癌。中年女性千萬別大意，要定期進行體檢，注意選擇飲食，從多方面來照顧好自己健康。比方多吃些粗糧、蔬菜，介紹這幾種粗糧

與蔬菜的混搭，會讓女性朋友吃得舒心健康。

糯玉米

　　糯玉米是玉米的一種，吃起來鮮嫩微甜，口感極佳。權威醫學研究證明，玉米有良好的抗癌防癌作用，尤其對乳腺癌和子宮癌有預防作用，最適合中年女性食用。蔬菜中的蘑菇與胡蘿蔔也有很好的防癌作用，若將土豆與它們一起做成土豆蔬菜湯，就是一道健康佳餚了。

土豆蔬菜湯

　　熟玉米 1 根，土豆 1 個，青椒 1 個，鮮蘑菇 100克，胡蘿蔔半根，高湯 8 碗，鹽適量。

- 將熟玉米切段，土豆去皮切塊，青椒、胡蘿蔔洗淨切塊，鮮蘑菇去蒂洗淨，撕成條。
- 砂鍋中倒入高湯，放入所有材料煮熟，加鹽、雞精煮至入味即可。

小麥麩

　　小麥麩是小麥在磨粉的加工過程中產生的副產品，以前人們沒有認識到它的價值，把它作為家禽家畜的飼料。近年來科學家發掘出了它的保健作用，尤其對預防乳腺癌有重要意義。美國健康基金會對停經前的女性所做的一項研究表示：小麥麩能降低血液中某些乳腺癌誘發因子的含量，對預防乳腺癌很有益處。所以中年女性不妨吃些小麥麩，更有利乳房保健。

　　不過小麥麩的口感非常粗糙，難以下嚥，要口感好，還得與其他食物調配。麥麩三明治就是一道用小麥麩和生菜、番茄等蔬菜做成，口感極好，而且番茄也是蔬菜裡的抗癌高手，這道美食非常適合作為早餐用。

 麥麩三明治

　　麥麩土司4片、煙燻火腿2片，番茄1個，生菜4片，起司片和沙拉醬。

　　●生菜和番茄洗淨，瀝乾水分，番茄切片。

● 1 片土司鋪上 1 片生菜，淋上少許沙拉醬；再放
上 1 片土司片，加片起司和煙燻火腿片，再放
1 片土司，鋪幾片番茄片，最後放上 1 片土司
片，對角切開即可。

痛風病人記得多吃細糧

醫生常這樣形容痛風：痛風，痛風，來去如風。痛風帶來的疼痛，來也匆匆，去也匆匆，像一陣風一樣。然而發作時雙腳的趾關節紅腫呈球狀，無法行走、穿鞋，不能觸摸，疼痛難忍，大多數病人一兩年內會再次發作，有越發越頻的趨勢，最終會轉為慢性痛風性關節炎，給患者帶來極大的痛苦。經醫療部門統計，痛風患者以 30-60 歲的男性居多，但近年來女性的患病率也有所上升了。

痛風，是一種嘌呤代謝紊亂所致的終身性疾病，是人體細胞內分解代謝後的產物，即尿酸不能及時排出體外，久而久之就聚集在雙手和雙腳的關節內，引起疼痛腫脹，而動物內臟、海鮮、魚湯、豆製品等食物以及酒類都能使人體產生過多的嘌呤，從而引發痛風。

　　痛風雖是終身性疾病，卻並不可怕，只要做好飲食調理，合理用藥，減少發作次數，就能和正常人一樣生活。痛風病人的飲食調養很重要，而且跟如今的飲食流行風潮有點背道而馳。現在都提倡適當吃些粗糧，防止飲食過於精細對健康帶來不利，但是痛風病人則千萬不能吃粗糧，吃的糧食要越細越好；這就跟嘌呤代謝有關了，粗糧裡含有較高的嘌呤，尤其是麩皮裡嘌呤的含量是最高的，痛風病人若是常吃粗糧，病情將會更嚴重。

　　有痛風病的人千萬不能吃粗糧中的豆類製品，比如豌豆、毛豆、扁豆等，因為這些食物含嘌呤量非常高。建議可多吃精米、精白麵、精製麵條、白麵包等經過精細加工的食物，因為這些食物加工後去掉了麩皮，嘌呤的含量很低，而且米麵含醣類較多，醣類有促進尿酸排出的作用，對高尿酸血症和痛風病都有很好的調養作用。

　　除了細糧，還有其他很多嘌呤含量低的食物，比如蔬菜當中的捲心菜、胡蘿蔔等；水果當中的蘋果、葡萄等；魚類當中的鯽魚、鯖魚等。痛風病人不妨將

細糧與這些食物搭配在一起,製作出各種美食。

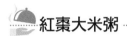 **紅棗大米粥**

白米 100 克,紅棗 10 枚,清水適量。

● 紅棗洗淨去核,大米淘洗乾淨。

● 清水放入白米和大棗,大火煮沸後,再改用小火熬至粥成。

紅棗大米粥口味香甜,粥稠適口。大棗中的嘌呤含量很低,每 100 克中不超過 25 毫克,與白米煮成粥,很適合痛風病人食用,而且還增加了粥的香甜味。

 番茄雞蛋麵

精製麵條 100 克,番茄 1 個,雞蛋 1 個,鹽、香油、薑末、蔥花、香菜各適量。

● 將番茄洗淨切片,雞蛋攪勻。

● 雞蛋入鍋炒成蛋花,倒入薑末、蔥花、番茄翻炒均勻,加水煮至入味,加鹽、香油調味。

● 麵煮熟後盛入番茄蛋花湯碗裡,撒上香菜末即可。

番茄是嘌呤含量很低的蔬菜,雞蛋的嘌呤含量也

不高，一碗麵裡有番茄的酸甜味，還有濃濃的蛋香味，
非常可口。

第三章

二分飢八分飽

傳統養生法認為：「飯飽八成，延年益壽」；現代養生學提倡：「每頓省一口，能活九十九。」果然大道至簡，時空跨越上千年，滄海桑田，唯吃喝基本法不變。每頓飯只吃七八分飽，胃腸舒泰，神清氣爽，何樂不為。

飯吃八分飽，少病沒煩惱

　　以中國哲學角度來說，凡事都要講究合宜有度，統一與協調，也就是人們所說的「平衡術」。這哲學理論也可運用在人體所需的營養上。

　　人體必須攝入蛋白質、脂肪、維生素、微量元素等各種物質，但攝入量不能太多或不及。具體落實到一日三餐，就是「飯吃八分飽，少病沒煩惱」。深層含義是飲食得在飢飽間把握平衡，過飢則傷腸，過飽則傷胃，日久就會得慢性消化道疾病。當然，這絕不僅僅影響到消化功能，人是一個整體，某一項功能出了問題，其他功能自然也會被株連傷到。

　　《黃帝內經》大力倡導「飲食有節」，認為食物中的五味也需平衡，不論偏食哪一味都是養生大忌。比如過食酸味，酸性入肝，會使肝氣淫溢而亢盛，脾氣

衰竭；過食鹹味，會損傷骨骼，肌肉短縮，而且會讓人心情抑鬱；過食甜味，造成心氣滿悶，氣逆作喘，腎氣會失去平衡；過食苦味，皮膚粗糙，毛髮脫落；過食辛味，筋脈敗壞，精神受損。所以想要健康長壽，就一定要懂得節制和取捨。

　　日本明治初期，著名的養生學家石左玄先生在著作《食物養生法》中寫道：「食越少則身越健；身越健則體越輕；體越輕則心越爽；心越爽則智越明；智越明則才越精。」言簡意賅地揭示了飯量與健康的關係。

　　國際病理學研究也提及：經常飲食過飽，不僅會使消化系統負荷過重，得不到休息，連累內臟器官過早衰老和免疫功能下降，過剩的熱量還會引起體內脂肪沉積，肥胖是在預報危機，提醒你身體的各類零件馬上要添亂了。打個通俗的比喻，就好比一輛車，每天跑十六七個小時，用不了多久，離合器、變速器、發動機……就得提前報廢，即便是法拉利也吃不消。機器尚且如此，何況肉體之軀？撐也會撐出病來。

腸胃炎

三餐過量，不僅撐得難受，還會給身體帶來更多危害，人的腸胃雖然較有彈性，但容量也是有限的。飲食不節，常常量太多，超過了極限，就會影響腸胃正常蠕動，出現諸如飽脹、噯氣、腹痛、噁心、嘔吐等各種消化不良的症狀。尤其是消化能力本身較弱的人，如老人和小孩，更是要注意。

老人的腸胃功能減退，咀嚼能力降低，吃太飽而胃脹，致使腸胃的工作任務極度繁重，不堪重負之下，會發生腸胃炎、腸胃潰瘍等症。若想長壽，須彌補消化能力下降的缺點，在飲食上要做到一日多餐，餐餐不飽，餓了就吃，吃得很少。小孩子的腸胃臟腑嬌嫩，消化系統器官分泌的消化酶較低，量也很小，若吃得太多，非但不利於強身，弄不好還會形成食積、腹瀉等情況。

胰腺炎

是後果比較嚴重的消化道疾病，當患者進食大量

的高脂肪、高蛋白食物後，反射性地引起胰液分泌增加。若同時酗酒，無疑起到了推波助瀾的作用。

患有胰腺疾病的人要特別謹記，避免一次進食過量的高脂肪、高蛋白食物，更不要酗酒。急性胰腺炎往往不是在就餐時立刻發生，而是在飽餐之後的當晚或第二天才發生。臨床症狀表現為噁心、嘔吐、持續性上腹部疼痛。輕症急性胰腺炎在治療後會很快好轉，一旦轉為慢性，將反覆發作，極困擾人的日常生活，而重症胰腺炎則嚴重威脅人的生命，因為胰腺分泌功能紊亂，胰液外漏，可引發急性呼吸窘迫症候群、低血壓休克、高血糖代謝性酸中毒、多重器官衰竭，進而導致患者死亡。

心血管疾病

飲食過飽，抬高的膈肌會壓迫心臟，誘發各種心臟疾患。過飽餐後是冠心病患者出現心肌梗塞的最常見誘因。因為冠心病患者血管管腔狹窄，心肌供血不足，飽餐後，血脂增高，血液黏稠度增高，血流速度緩慢，血小板容易聚集在一起並貼在血管壁上。此時

胃腸道忙於消化食物，對血量和氧氣的需求增加，所以流速緩慢的血液都去支援胃部幫助消化，冠狀動脈就會嚴重缺血，從而發生心肌梗塞，甚至猝死。

人到中年，大都血脂偏高，有的還有不同程度的動脈粥樣硬化，因而中年後吃飯要像「羊吃草」，不要貪吃，餓了就吃點，使腸胃保持不飢不飽的均衡狀態。

加重慢性呼吸系統疾病

慢性呼吸系統疾病的患者，肺功能都有不同程度的下降，使患者長期處於缺氧狀態。若吃得太飽，胃部充盈，會使橫膈往上推移，壓迫肺部，降低肺的擴張能力，這樣一來，就會使患者感到呼吸困難；另一方面，吃得太飽，消化食物也需要大量的氧，這無疑加大了氧的供需矛盾。

阿滋海默症

經權威醫療機構證實，飽食之後人體大腦會產生一種叫作纖維芽細胞生長因子的物質，飯後在大腦中的含量比飯前增加數萬倍，且數量的多少與食量成正

比。它是促使腦動脈硬化的元凶，而腦動脈硬化又與阿滋海默症密切相關，所以長期飽食，會埋下患上阿滋海默症的隱患。

據統計，約 20% 的阿滋海默症患者在他們青壯年時期多是美食饕客。吃得過飽，消化能力又弱，致使許多食物囤積在腸胃中，造成宿便，宿便中可產生二十多種毒素，如氨、硫化氫等被腸道吸收後，也會導致阿滋海默症。

糖尿病

患糖尿病的原因主要是胰島素缺乏或胰島素不能發揮作用。日本筑波大學講師島野仁研究表明，人體過於飽餐，肝臟的固醇調節元件結合蛋白 1C（SREBP-1）會增加，導致胰島素在肝臟內不起作用，從而誘發糖尿病。一旦患上糖尿病，尿多，吃多，喝多，體力和體能下降，對健康傷害極大；因此，一定要適量飲食內化成習慣，從而避免患上糖尿病。

癌症

日本醫科齒科大學的湯淺保仁教授研究發現，人吃得太飽，會降低抑制癌化的遺傳因子的活動能力，增加患癌機率。湯淺保仁教授領導的研究小組，對 58 名接受胃癌手術男性的飲食習慣以及患癌症前的飯量等進行了調查，回答「常吃得很飽」的人，與回答「適當控制飯量，只吃八分飽」的人相比，細胞發生了甲基化學反應，喪失了運動能力，從而惹上了癌症這個大麻煩。

男性肌肉軟癱

有的人前一天若多吃了兩口，多喝了兩杯，第二天起床時，兩條腿便不聽使喚，甚至腳趾頭都不能動，這就是周期性癱瘓症，也叫男性肌肉軟癱。

這種病最易發生在暴飲暴食的青壯年男性身上。發病突然，常常在清晨或半夜時病人突感下肢軟弱無力，短時間內出現癱瘓狀態，有的是下肢癱瘓，有的是四肢癱瘓。少數症狀嚴重的還會出現排尿困難，甚

至因呼吸肌麻痹而喪命。原因是低血鉀引起的，人體的鉀 98% 分布在細胞裡，作用是維持人體神經和肌肉的正常興奮性、應激性和正常活動，而暴飲暴食，過量飲酒或大量吃糖等誘因，會引起血糖濃度迅速增高，很快造成血清鉀減少，使神經肌肉的興奮性及應激功能降低，從而發生肌肉軟弱甚至癱瘓。

女性性冷感

孔子說：「食色，性也。」可以理解為食與性是人的兩大本能，也可以說食和性之間，存在著不可分割的聯繫。醫學專家通過調查研究發現：女性食慾紊亂，會直接影響她們的性慾，甚至性能力。這項調查追蹤了 1000 對夫妻的性生活狀況，20% 以上的女子有飲食不規律的現象，其中大部分人患上了暴食症，少數出現厭食症。在此期間，她們普遍情緒不穩，而且性生活不和諧。

當女性在心理痛苦或壓力過大時，偏愛用暴飲暴食來釋放壓力和痛苦，結果導致肥胖，而肥胖又增加了她們的心理壓力，這時她們通常會逃避與男性接

觸，避免建立親密的情感，而且會有意識地迴避性生活，久而久之性功能和性慾望都會下降。

性醫學上，早就提出過「用進廢退」的理論，正常的性生活可以刺激丘腦下部和腦下垂體正常地分泌性激素，使人處於健康愉快的精神狀態中，壓制性慾，沒有正常的性生活，則會造成性功能退化，性器官過早萎縮，性心理扭曲。因此為了提高生活的幸福指數，女性朋友在飲食上要多加注意，畢竟減壓的方法並不只是美食，還有運動和與朋友聊天等。

吃得過飽，除了會導致以上疾病，還容易誘發脂肪肝、高血脂、痛風等病，會損害人體的泌尿系統，因為身體產生過多的非蛋白氮要從腎臟排出，這樣會加大腎臟負荷，長此以往，必貽害腎臟功能。總之，要想一生身體健康，為幸福愉快的優質人生打好基礎，遠離各種疾病對身體的侵襲，就要學會飲食自律，切不可每頓都敞開了吃。

怎樣掌握八分飽的度

八分飽，就是比很飽稍微少吃一點東西，這必須

靠自己的經驗來感覺，掌握食物的質與量。因為每個人的飽脹感是不同的，有些人吃一點東西就感覺飽了，而有些人要吃很多東西才會有飽足感。物極必反，有些人沒有掌握好八分飽的度，過度節食，會導致營養不良，維持體內營養代謝物質缺乏，水電解質等失去平衡，自律神經功能紊亂，進而形成「厭食症」，對食物提不起興趣，甚至看見食物就噁心，病情嚴重的還會導致心臟衰竭而死亡。

吃飯八分飽，一定要掌握好個人自己的分寸，否則節食過度，或飽足到撐，都會給身體帶來傷害。

三十以前胃養人
四十以後人養胃

　　有一部分人的飲食觀念，停留在追求口福快感上，有的一日三餐狂吃山珍海味，有的零食不離口，還有的熱衷第四餐宵夜。遇到節慶假，更是要大快朵頤。毫無節制地飲食，卻給腸胃帶來了很大的負擔，使腸胃等消化系統長期處於高壓下，造成功能損害非常大。

　　在中國傳統文化中，素來就有「進食定量能養胃」的說法。孔子曾說：「節食安胃。」認為飲食過量會使脾胃不得安寧，加重腸胃負擔，大量的食物停滯在腸胃中，不能及時消化吸收，將會導致各種疾病的發生。孫思邈在《千金要方》中也曾提到：「飲食過多，則結積聚；渴飲過量則成痰。」

　　大量的食物積聚在腸胃，會導致多種消化系統疾

病，如腹痛、腹脹、噁心、嘔吐等，甚至還會出現胃腸功能紊亂、胃下垂、胃糜爛、胃潰瘍等疾病，甚至誘發胃癌。到時腸胃幾次的小罷工，就要匯聚成聲勢浩大的停罷抗議，讓人後悔不已。

一旦脾胃受阻，將導致痰濁內生，脈絡阻滯，血流不暢，引起冠狀動脈血流量不足，導致心絞痛、心肌梗塞等疾病。胃腸道的蠕動和分泌是有規律的，人體的消化系統要一張一弛，定時休養，才會維持正常的工作。如果長期飲食過飽，上頓的食物還沒來得及消化，下頓的食物又填滿了胃部，消化系統得不到正常的休養。胃黏膜上皮細胞的壽命是很短的，每 2-3 天就要修復一次，如果餐餐飽食，胃黏膜就不能很好地修復。

人到中年，飲食更需有節制

俗話說：「三十以前胃養人，四十以後人養胃。」人到中年，尤其要注重對胃的養護，因為胃病是威脅中年人健康的一大疾病。醫學專家調查發現，在 20 ～ 40 歲的人中，胃黏膜正常的僅為 47%，年齡越大，比

例越低。有人對胃鏡檢查的資料做過統計，發現 40 歲以上的中年人，胃炎的胃鏡檢查率高達 85.2%。所以中年人養胃非常關鍵，飲食有所節制，對保護腸胃健康有重要意義。

保護腸胃在於該怎麼吃喝，理論中年人都知道，但就是知易行難，殊不知飲食過飽，會使胃竇部高度擴張，增加了胃蛋白酶的分泌，降低了幽門括約肌的收縮功能，使本應順利通過十二指腸內的食物又反流回胃裡，破壞了胃黏膜的屏障功能，導致胃潰瘍。

尤其是晚上入睡前若吃太多，會刺激胃酸分泌過多，極易患上胃潰瘍。中年人雖然責任重、事情多，也不可飢一頓飽一頓，因為肌餓時胃裡沒食物來中和多餘的胃酸，而突然飽食一頓又會造成急性胃擴張，會損傷胃的自我保護機制，使食物在胃部滯留時間較長；這兩個極端，同樣會對胃部造成損傷。

有些中年人，當腸胃出現不適時，恨不得立刻到醫院，但好了又忘了疼，應該及時到醫院做胃鏡檢查，以明確病情，早日治療。

嘴饞易誘發胃食道逆流

胃食道逆流，聽上去與牛反芻有些類似，牛喜歡把吞到胃裡的草重新送回嘴裡咀嚼，是牛的特殊消化功能。而人若出現胃食道逆流，非但不是幫助消化，反而會嚴重損害胃部功能。胃食道逆流是胃內容物，從十二指腸流入胃的膽鹽和胰酶等逆流食道，臨床症狀表現為胃灼熱，即胸骨後區有燒灼感。肥胖的人因為超重，增加腹內壓力，比常人更易誘發胃食道逆流，肥胖者發生逆流或食道糜爛的機率是正常體重指數者的 2.5 倍。

醫學研究發現，體重越重，胃灼熱或逆流的發生頻率就越高。暴飲暴食、肥胖、胃食道逆流症是逐層遞進，一旦得了胃食道逆流不及時治療，還可能引發多種並發症，如食道糜爛、食道狹窄、胃出血等，甚至會誘發食道癌。

應正本清源，特別是肥胖的人，更該改掉餐餐飽食的壞習慣，適當地給胃部留有空間，減輕胃部的壓力，保護胃部健康。

體型消瘦易得胃下垂

有些人為了追求苗條、骨感美，過度節食，最後人瘦得像一根竹竿，既不美，也使體內腹壁鬆弛，腹肌薄弱，懸吊、固定胃位置的肌肉和韌帶也跟著鬆弛無力，腹壓隨之下降，於是胃的生理位置就會下降，學名為「胃下垂」。

其實適量的脂肪是維持生命、促進生長發育的必需物質，除了提供能量，在維持細胞膜穩定和人腦的複雜、精巧功能方面也有重要作用。一些脂溶性維生素的吸收也要依賴脂肪，脂肪能使皮膚光滑、有彈性，所以愛美的女人要警惕了，千萬別減肥減成了胃下垂。

胃下垂喜歡瘦弱的人，胃下垂有先天的，也有後天的，減肥造成的胃下垂就是後天造成的。胃下垂的程度不一，其症狀也不一樣；較重的症狀是進食後胃有飽脹感、壓迫感或有腹部牽拉感及腰痛；有些人在行動時腰、腿有緊束和疲勞感，腹部會有裂開似的劇痛。以上症狀在進食後、站立或活動時加劇，平臥時

多可緩解或減輕。

　　以節食法減肥的朋友，肥胖雖不好，但也不能矯枉過正，小心得了胃下垂；況且體型過於消瘦，不光胃會找麻煩，就像推骨牌一樣，後面還有許多的疾病要登場。腸胃喜歡定時、定量、有規律地進食，喜歡細嚼慢嚥，喜歡按摩，因為肚子上有人體最重要的 9 條經絡，按摩時等於把 9 條經絡全照顧到了，這是一舉多得的健康良方。

　　照顧腸胃的「三個喜歡一個怕」：喜歡定時、定量、有規律地進食；喜歡細嚼慢嚥；喜歡按摩。一個怕，是指腸胃最怕「寒冷」折騰。

胃下垂的中醫食療法

　　對胃下垂患者的治療，無論中西醫都十分看重飲食上的調理，介紹幾種中醫食療法，與讀者朋友們分享：

羊骨粥

- 取羊脊骨 1 具搗碎，與清水 2500 毫升小火燉煮約 60 分鐘，瀝去羊脊骨渣。
- 入粳米 200 克，煨粥，可酌加蔥白煮熟取食；當早餐食用，適於體虛、胃下垂、食慾缺乏者。

肉餡餛飩

- 取嫩羊肉、黃母雞肉各 200 克，剁為泥狀，加入生薑末 15 克，鹽、黃酒各適量攪勻為餡。
- 按常法包為餛飩；可常當早餐食用。
- 「內熱盛者」禁用。

兔肉燉山藥

　　兔肉 100 克，洗淨切塊，酌加鹽、黃酒、薑末，山藥粉 30 克，隔水燉熟即成。

- 適用於胃下垂，內熱盛者。

人參燉豬蹄

　　豬後蹄 1 支，洗淨切塊，人參 15 克，蔥、薑適量，加清水 1000 毫升置入砂鍋，中火煨至爛熟後，調味服食。

二分飢，提高免疫力

聽過「飢餓療法」嗎？透過適度的飢餓，來提高人體免疫力，達到防病健身的效果。其中道理說的是生命依靠新陳代謝，維持自身存在的開放系統，新陳代謝旺盛則生命力頑強，新陳代謝持續則壽命長久。既然生命是一個吐故納新的過程，勢必會受到外來有害微生物的干擾，體內的廢物也要及時清除，才能維持生命，抵禦各種疾病。

人體能抵禦疾病，靠的就是免疫力；免疫力強的人，新陳代謝強，即使與疾病迎面而戰，免疫力強也會輕鬆戰勝。免疫包括非特異性免疫和特異性免疫，特異性免疫是指抗體等後天產生的物質，負責殺死進入體內的有害微生物。非特異性免疫是指吞噬細胞，負責吃掉體內死亡的細胞，可以說是人體最重要的清

道夫。

　　人體內每天死亡的細胞成千上萬，一個成人每天產生的死亡細胞，加起來大概有一個核桃大小，若得不到清除，留在體內，那麼人就只能等死。而吞噬細胞的作用就是消滅這些死亡細胞，吃了這些死亡細胞後，分解成化合物分子，然後解體，通過腎臟排出體外。

　　吞噬細胞也會有惰性，像貓有時看見老鼠懶得去抓；人體的血液總是富含多種養分，懶惰的吞噬細胞有時會順著血液到處遊逛，看到死亡細胞視而不見。透過顯微攝影發現，當人體有飢餓感時，吞噬細胞就會如惡狼撲食一樣瘋狂地吞噬死亡細胞。因此為了讓細胞能正常新陳代謝，人在充足營養的同時，務必讓自己存有二分飢餓，使吞噬細胞沒有偷懶機會，有助於提高人體免疫力。

　　近年來各方面科學研究也表明，飢餓能使人免疫力更強。日本大阪醫科大學大橋兵治郎教授，曾做過一次飢餓試驗，發現被試者前 6 天白血球沒有增加，第 7 天至第 10 天，白血球數量激增，第 10 天後更是

急速增多，有的甚至超過平時的 2 倍。由於白血球增加了吞噬病原菌，形成了抗體，免疫力得以增強。

美國加利福尼亞大學的沃爾福德教授，透過對人體的實驗，也證實了適度飢餓對人體健康有益。從 1997—1999 年，沃爾福德教授和他的 7 位同事在亞利桑那大沙漠裡生存了兩年，由於食物短缺，他們必須減少食量，長期處於半飢半飽的狀態。結果他們發現：4 名男子的體重平均下降了 18%，4 名女子的體重平均下降了 10%，8 位科學家的血壓平均下降了 20%，血糖下降了 30%，膽固醇下降了將近 40%。由此可以看出，適度的飢餓使人體的各項指標變得更好，更有利人體抵禦疾病。

美國大學教授阿魯恩‧魯伊聲稱，如果人類採取「少吃」的飲食模式，將使壽命增加 20%-30%。長期處在微餓狀態者，比終日飽食者的壽命要長 20% 以上。因為輕微的飢餓能激發體內的潛能，減緩細胞死亡，使新陳代謝保持在最佳狀態，有效減少各種老年慢性病的發生。

中國古代養生術，也是極力推崇適度飢餓感。如

三國時期的養生學家嵇康，在著作中就曾提出「穰年多病，飢年少疾」的觀點。明代御醫龔延賢在《壽世保元》中說：「食宜半飽無兼味，可壽也。」半飽也就是適度的飢餓，可令人延年益壽。

明代太醫劉純認為人「有胃氣則生，無胃氣則亡」，要迅速提升病人的胃氣，就要讓病人產生飢餓感，如果一個病人沒有飢餓感，那麼他的壽命將不長矣。從劉純開始，劉家後人都用飢餓養生法，沒有一個是得大病而死的，劉純本人享年 109 歲，而後人也多在百歲左右。

著名的健康專家洪昭光教授告誡人們：「每天要做到『四個八』——吃八成飽、睡八小時、行八千步、喝八杯水；才能保持身體健康。」他所提倡的「吃八成飽」，換個方向看，也就是飢餓療法，讓人體始終保持微飢狀態。

輕微的飢餓，並非盲目的節食，而是在保證營養均衡的前提下，少吃一口、留有二分飢餓。也可遵循一些飲食規則：早餐五成飽，中餐八成飽，晚飯前喝半碗湯，可減少進食量。

八分飽，從細嚼慢嚥開始

　　時間就是金錢，凡事追求高效率，快速度。然而吃飯為了健康，要放慢節奏。很多人習慣了時時緊繃著神經，辦事情風風火火，吃飯時也如此，一上飯桌就狼吞虎嚥吃完了一頓飯，非但不能享受到飲食的樂趣，更重要的是吃得太快，會讓人在不知不覺間吃得更多！

　　要想吃得少而飽，首先就得學會細嚼慢嚥，學會斯文用餐。美國一項最新研究證明，細嚼慢嚥不僅可以讓人攝取更少的熱量，同時還能增加用餐的樂趣。這項研究以 30 名女子為研究對象，要求她們在兩天中吃相同分量的義大利麵。第一天要求在不造成不適感的前提下，盡可能快吃完，兩口之間不能停頓；第二天要求盡可能小口吃，每口咀嚼 20-30 次。結果發現，

　　細嚼慢嚥時，她們攝取的熱量比狼吞虎嚥時平均少近70卡，並且用餐後感覺更飽，更有滿足感。

　　為什麼同樣分量的食物，吃得慢卻感覺更飽呢？

　　人的飢與飽的反應，並不是完全取決於胃的空虛和充盈，而是受到下丘腦的控制。當食物經胃消化吸收後，血液中的醣類和氨基酸等物質濃度升高，大腦接收到這個信息後，就會喊停，提醒人停止進食。

　　但如果吃飯時不細嚼慢嚥，吃得過快，胃來不及消化吸收，就會使大腦收不到「吃飽了」的信號，也就來不及發出指示，因此會吃掉更多食物。

　　細嚼慢嚥能令人吃得少，也就避免了食量過大給身體帶來的損害，對於預防疾病功不可沒。細嚼慢嚥最大的功勞就是為腸胃減輕負擔，沒有經過充分咀嚼的食物會增加胃部的工作，導致患上各類胃病。細嚼慢嚥使食物與唾液充分結合，而唾液本身就有促進食

物消化的作用，而且充分咀嚼把食物磨碎，胃工作起來就輕鬆自如多了，有助於胃部保健，患有胃病的人，更應該牢記吃東西得細嚼慢嚥。

細嚼慢嚥能避免餐後出現高血糖，對降低膽固醇、高血壓也大有裨益；充分咀嚼還能運動面部肌肉，咀嚼的次數越多，對大腦的刺激越大，大腦的荷爾蒙分泌就相應增多，將使大腦變得更靈活；充分咀嚼時，唾液腺還會分泌腮腺激素，能被身體重新吸收進入血液，具有抵抗身體組織老化的作用。因此細嚼慢嚥還有利於長壽。在以長壽著稱的地中海地區，人們一頓晚餐竟然可以吃三四個小時。

在追求高效率、快節奏的現代，國內外不少專家開始呼籲人應該靜下心來，慢慢地享受生活，第一步就是學會慢食。如今「慢食」逐漸發展為一種新的飲食文化，正風靡全球。美國這以凡事高速運轉的國家，素來流行速食文化，但速食帶來的卻是災難性的後果：全美有超過30%的人遭受肥胖困擾，隨著「慢食對健康有利」的理念深入人心，越來越多的美國人成為慢食一族。

　　經濟發展迅速的國家，似乎就是吃飯速度快的國家，日本也有許多人吃飯偏快，既忽略了味蕾的感覺，也讓健康飽受摧殘。如今的日本也興起慢食風，一些西式速食店門前冷落了不少，即使在短暫的午餐時間，也經常看到上班族在慢慢吃飯，細細品嘗美味佳餚。

細嚼慢嚥的養成方法

　　細嚼慢嚥看似簡單，真正做起來並非容易，尤其對習慣了速戰速決解決用餐的人來說，建議不妨試試這些小方法：

不等十分飢餓才用餐

　　人在飢餓的時候，吃飯的速度很難慢下來，最好是在感到有些餓時就進餐，不要等到十分飢餓再吃，而且最好每天在固定時間進餐，這樣可以避免餓過頭。

每次用餐時間至少 20 分鐘

　　有充足時間，才能細嚼慢嚥；每餐至少要準備 20

分鐘來吃飯，因為從吃飯開始，20分鐘後，大腦才會接收到吃飽的信號，吃得過快，大腦就來不及反應，即使吃了很多，也毫無飽足感，就會繼續吃，等到20分鐘左右，確實感覺到飽了，但實際上已達到吃撐了的程度，對腸胃來說餐餐都成了不小的挑戰。

以愉悅的心情來用餐

吃飯時，保持輕鬆好心情至關重要，因為人的高級神經系統活動對胃腸的消化功能有很大的影響。當心情愉悅時，由於條件反射，胃腸的消化液分泌旺盛，胃腸蠕動增強，食慾增加，整個身體處於進食、消化吸收的最佳狀態。所以吃飯時，那些處理不完的事情就不要再想，把所有的心思都放在食物上，以愉悅的心情來用餐。

製作咀嚼記錄表

這不僅可以對剛開始學吃東西的小小孩做學習訓練，對想改吃東西速戰速決壞習慣的大人也很好用；飯前準備一份表格，記錄放進嘴巴裡的每一口飯，要

咀嚼達 30 次以上，就在表格裡畫上「V」，沒做到就打「X」，這樣可以督促自己慢慢養成細嚼慢嚥的習慣。以一禮拜為一個周期，幾周下來，當看到滿紙打「V」，會有莫大的成就感，而且還會驚喜發現自己的食量變小了，這時你也完全練就了一身細嚼慢嚥的好功夫。

把筷子換成小湯匙

平時吃飯東方人大多都習慣用筷子，不妨換成一根小湯匙，因為不習慣用小湯匙吃東西，吃飯的速度自然會慢下來。按照這樣緩慢的節奏，一次只吃進一小口，會發現沒等一碗飯吃完，就已經感覺飽了。

試試用左手來拿筷子

多數人都習慣用右手拿筷子，那就試試換成左手，這是減慢吃飯速度的一個有效方法。剛用左手時可能會感覺彆扭，吃飯的速度自然就會慢下來，且左手會一直抖動，基本上不可能狼吞虎嚥，久而久之吃飯的速度自然就被迫慢了下來。

找一起用餐的夥伴

一個人吃飯很孤單，可能很快就解決一大盤食物。不妨跟聊得來的同事、親友、家人一起吃飯，邊聊邊吃，一來可以減慢吃飯的速度，二來還能增進彼此的感情。但是切記，嘴巴裡有東西的時候可不能說話。

即便是細微改變，日積月累也會導致巨大的變化，這一點在很多領域都有過證明。比如經濟學界著名的蝴蝶效應。一日三餐中，維持八分飽也是只要有心，很容易做到的事，想像一下改變後給自己帶來的莫大好處，「慢食」就從今天開始吧！

若要吃得少
餐前可以這樣做

許多人都明白吃得太飽、太撐，會危害身體。道理是明白了，卻不一定能有效運用實踐，常常是一上飯桌就什麼都忘記了。尤其是很多中年人，免不了要應酬，山珍海味、暴飲暴食，潛藏著許多高危問題。

飯前一碗湯

飯前喝一碗湯，對於減少食量卓有成效。因為人在飢餓的時候，食慾中樞的興奮性最高，此時進餐很容易攝取過多的熱量。

而研究表明，湯一進入胃裡，不但會占據容積，更重要的是透過胃黏膜迷走神經的傳導，反射到食慾中樞，使食慾中樞的興奮性下降，食量自動減少三分之一，飽腹感提前出現，總攝入熱量減少，形成習慣

後，能讓人身材勻稱，身體健康。所以坐上餐桌，別忙著吃飯，先安靜一下，喝一碗湯，再動筷，尤其是中年要防止發福，就更應在飯前喝碗湯。

廣東、福建等地，百姓體型都不肥碩，跟他們飯前喝湯的好習慣不無關係。但要注意的是，一定是飯前喝湯，而不是飯後，飯後喝湯只會使人增肥，北方人就常常在飯後喝湯，所以肥胖者居多。

早、中、晚哪一餐最適合喝湯呢？專家指出：午餐時喝湯吸收的熱量最少。最好喝湯時間選擇在餐前20 分鐘，喝湯的量也很重要，因為大量喝湯會稀釋胃酸，使消化酶濃度下降，影響食物的吸收和消化；喝少了，又起不到作用。所以餐前喝半碗到一碗湯就可以，喝湯時速度要放慢，以胃部舒適為度，切不可狂飲。

該喝些什麼湯？應以清淡的為佳。最好選擇低脂肪的食物做湯料，儘量少用高脂肪、高熱量的食物，比如老母雞、肥鴨等。即使用它們做高湯，也要在燉湯的過程中將多餘的油脂撈出來。瘦肉、鮮魚、蝦米、去皮的雞或鴨肉、兔肉、冬瓜、絲瓜、蘿蔔、蒟

蒻、番茄、紫菜、海帶、綠豆芽等，都是很好的低脂湯料，不妨多選用一些。

冬瓜丸子湯

瘦豬肉餡 500 克，冬瓜 300 克，雞蛋 1 個，粉絲 1 小把，雞精、鹽、葱末、薑末各適量。

- 蛋白、雞精、葱末、薑末、鹽、瘦豬肉，調成肉餡，加入適量清水，攪拌均勻。
- 把餡擠成均勻的肉丸子，入鍋煮熟。
- 大火將湯煮沸，改成中火，將切片冬瓜放入湯中，最後下粉絲，煮熟即可。

蘿蔔蝦仁豆腐湯

白蘿蔔 500 克，蝦仁 300 克，豆腐 4 小塊，薑片、葱粒、醬油、料酒、太白粉、鹽、胡椒粉各適量。

- 蝦仁泡軟，用蠔油、料酒和太白粉醃漬好。
- 蘿蔔削皮，切成滾刀塊；豆腐切成小方塊。
- 蘿蔔和薑片一起放入鍋裡，待蘿蔔煮至透明，轉小火，放入蝦仁和豆腐，煮大 15 分鐘，最後

放入蔥粒、鹽和胡椒粉即可。

在飯前 30-40 分鐘，吃一些新鮮水果或者喝 1-2 杯鮮榨果汁，也能控制飲食量。因為水果中所含的膳食纖維能給胃飽足感，防止飢不擇食，從而減少正餐的進食量。水果屬於生食，吃生食後再進熟食，體內就不會產生白血球增高等反應，有利於保護人體的免疫系統。在此順便提一下，千萬不要在飯後馬上吃水果，否則會加重腸胃的負擔，容易引起消化不良。

飯前別吃的水果

這也是大有講究的，有些水果是不能空腹吃的：

柿餅、柿子

柿餅中含有較多的果膠、杭膠酚、可溶性收斂劑等成分，如果空腹吃會與胃酸相結合而使胃內壓力升高引起胃痛。柿子也不能在飯前空腹吃，它所含的鞣質與胃酸凝結後則形成「柿石」，經常空腹吃柿子，小心容易患結石病。

橘子

含有大量的糖分和有機酸，空腹吃易產生胃脹。

山楂

味酸，空腹吃容易產生胃痛。

香蕉

鎂含量較高，空腹吃會使血液中的鎂含量升高，從而對心血管產生抑制作用。

鳳梨

含有較多的蛋白分解酵素，空腹吃很容易造成胃壁受傷，所以不要在飯前吃。

飯前可以食用的水果

梨

梨是一種低熱量而高營養的水果，水分充足，而

且富含維生素 C；飯前吃一個梨，它所含的大量膳食纖維容易使人產生飽足感，對控制飯量十分有效。吃梨的時候最好連皮吃掉，因為梨皮中的膳食纖維含量非常豐富。

蘋果

飯前吃一個蘋果，不僅有利於減少飯量，還有很多保健功能，民間有用蘋果來治療慢性腹瀉、腸炎等疾病的方法。飯前吃蘋果，還有助於緩解中年人的便秘症，吃時最好連皮一起吃掉。

葡萄、柳橙、果、李子、西瓜等

這些水果都比較平和，空腹吃不會造成胃部不適，不妨在飯前適當地吃一些。這些水果可以直接生吃，也可以榨成新鮮果汁喝，都能很好地達到控制飯量的目的。

飯前一杯水

飯前 20 分鐘左右喝一杯水，也會使胃產生飽感，

自然可降低食慾，久而久之，胃口就會變小不少。尤其在吃早餐前，空腹喝 300 毫升的淡鹽水，有助於宿便的排出、因為經過一夜的消化吸收，代謝廢物積存在體內，如不儘快排出，清理腸胃，日子久了就容易便秘。對於中老年人來說，清晨喝一杯水還可以降低血液黏稠度，促進血液循環，預防形成血栓塞。

喝水的水溫很重要，過燙的水會刺激咽喉、消化道和胃黏膜，還會引起其他器官的病變。過冰的水，會使血管收縮，造成血液循環不良，同樣刺激胃黏膜，引起消化功能紊亂，嚴重的還會引起胃痙攣和腹瀉。所以，飯前最好喝一杯溫熱的開水，最佳的水溫為 18-45℃。

不宜長期喝蒸餾純淨水，天然水經蒸餾、過濾處理後，在清除了雜質、細菌等有害物質的同時，也會帶走對人體有用的微量元素，長期飲用這樣的水會降低人體免疫力。由於人的體液是微鹼性，而純淨水呈弱酸性，如果長期飲用弱酸性的水，體內環境將遭到破壞，容易引發疾病；長期飲用純淨水還會增加鈣的流失。

腦袋要靈光，早餐別太飽

　　人的大腦重約 1400 克，只占到體重的 2%，但所需要的熱量卻占人體總熱量的 20%！因為大腦是指揮中心，工作強度大、任務重，需要有精準的判斷、思考、執行。

　　新加坡一項最新研究表明：如果長期忽略早餐，或不吃早餐，孩子的腦袋會縮小，即便後來恢復健康飲食，但萎縮的大腦已無法恢復原樣，會影響他們的智力發展。美國醫學專家對 20 名小學生進行過一項實驗研究，結果吃早餐的孩子對數字的敏感度更高，反應速度快，運算能力較強。成年人也得出了大致相同的結果，在 20 名 18-80 歲的成年人中，吃過早餐的人，能更完整敘述一個故事。

　　人在睡眠狀態時，大腦依然在消耗熱量，在工

作，所以早上起床後是大腦最缺乏能量時，需要好好吃頓早餐，才能補充人體在夜間流失的營養，使大腦清醒過來開始一天的工作。如果不吃早餐，為了供給大腦活動的能量消耗，就得調動體內儲備的其他營養元素，好比釜底抽薪，長期如此人的體質和腦力自然就會下降。

　　早餐也不能吃得過飽，因為胃部消化食物，需要大量的血液，進食過多，讓血液都流向胃部，導致腦部供血不足，就會產生迷糊的嗜睡感，吃得過飽，還會引發腸胃疾病，甚至血管疾病。做一份營養的早餐不難，只需具備幾個要素就行。

多攝取膳食纖維

　　富含高纖維的食品耐消化，膳食纖維在腸道內吸收水分，體積膨脹，容易使人產生飽腹感，就能減少早餐的進食量。像玉米就含有較高的膳食纖維，早餐不妨吃些穀類食物，與低脂牛奶搭配，營養價值更高。

　　營養學家建議一個健康的成年人，每天的膳食纖維攝取量以 10-30 克為宜，美國膳食協會規定一天至

少攝取 30 克膳食纖維，若按此標準，早餐至少需要
10 克膳食纖維，可以吃些含膳食纖維高的水果、新鮮
蔬菜。高膳食纖維的水果譬如紅果乾、桑葚、櫻桃、
酸棗、黑棗、大棗、小棗、石榴、蘋果、鴨梨等，其
中紅果乾含量最高，膳食纖維接近 50%。蔬菜裡含較
多膳食纖維的有韭菜、芹菜、茭白、南瓜、紅豆、空
心菜等，不過大部分人不習慣早餐吃新鮮蔬菜，這一
點可視自己的情況來定。

多攝取蛋白質

蛋白質是早餐中的首選，蛋白質是控制腦細胞興
奮和抑制過程的主要物質，對記憶、語言、思考、運
動和神經傳導等方面都有重要作用，是智力活動及身
體器官生長發育的物質基礎。早餐要吃好又不能太飽
的原則出發，富含蛋白質的食物容易使人滿足，在一
定程度上減少了熱量的攝取。

蛋白質含量豐富的早餐有雞蛋、乳類、豆類。蛋
白質的營養價值以被人體消化、吸收的程度而定，消
化、吸收得越徹底，其營養價值就越高。比如整粒大

豆的消化率為 60%，做成豆腐、豆漿後可提高到
90%，其他食物的蛋白質在煮熟後吸收率也能提高，
如乳類為 98%，肉類為 93%，蛋類為 98%，米飯為
82%。當然，多吃蛋白質也不好，會增加腎臟負擔，
增加額外的熱能消耗。

少吃醣類和精製食物

　　早餐吃雞蛋、燕麥或麥片等食物，釋放熱量較
慢，有助於保持思維敏捷。有研究發現，若早餐吃的
食物釋放葡萄糖的速度較慢，記憶力則會相對較強。
為什麼葡萄糖很重要？因為人的學習和工作都得用
腦，而腦細胞代謝和活動的唯一能量來源是葡萄糖，
只有保持正常血糖水平，才能有效保證大腦的葡萄糖
供給，一旦血糖水平低下，大腦能量供應不足，人就
會打瞌睡、精神恍惚，甚至頭暈等。

　　想保持正常的血糖水平和葡萄糖的供給，就要少
吃醣類和精製類食物。因為這些食物中的蛋白質和膳
食纖維減慢了葡萄糖釋放速度，有助於消除血糖和胰
島素水平的不穩定現象；所以早餐應儘量少吃醣類和

過分精製的食物。

宜吃溫熱、柔軟的食物

早上，人體的脾臟困頓呆滯，常常食慾不佳，不適宜吃油膩、煎炸以及乾硬的食物，很容易導致消化不良。最好吃一些溫熱、柔軟的食物，如牛奶、豆漿、麵條、餛飩等，比較容易消化。粥也是不錯的選擇，在粥裡加些蓮子、紅棗、桂圓等補益食品也不錯。

對於處在學習階段和生長發育階段的孩子來講，早餐的營養需含有 5 類食物：除糧食 (穀物) 外，還包括動物性食品、奶類、蔬菜和水果等食物。只含其中 3 類的早餐，營養質量為一般；要想使大腦變得聰明，不妨在早餐中攝取一些特定的營養素，如 DHA、EPA、卵磷脂、維生素 B 群以及抗氧化維生素等。

其中 DHA 能促進大腦神經細胞的生長，釋放乙醯膽鹼，有增強記憶和學習能力的功效，降低膽固醇和中性脂肪，預防高血脂及動脈硬化，幾乎可以說是一種萬能補腦素。富含 DHA 的主要是魚類，包括秋刀魚、沙丁魚、鮭魚等；需要注意的是 DHA 容易氧

化，要食用新鮮的魚肉，如果再攝取維生素 A、維生素 C、維生素 E 等抗氧化劑，效果會更好。

　　卵磷脂是建構神經細胞膜的重要成分，能修復受損的細胞膜，有利於乙醯膽鹼的合成，從而提高人的記憶力，使腦部更加靈活；卵磷脂有活化脂肪，抑制壞膽固醇沉積在血管壁的作用，富含卵磷脂的食物有雞蛋、大豆及大豆製品，如豆腐、豆漿、豆乾等。

　　維生素 B 群一共有 8 種，負責製造體內能量，是神經細胞和神經傳導物質生成不可缺少的營養素，能降低血糖和膽固醇的作用。如果人體同時缺少了維生素 B1、維生素 B2，大腦就會變得遲鈍，心情也會很低落。富族維生素 B 群的食物有全穀類、豆類、肉類、動物肝臟等。烹飪時，將肉類或動物肝臟與洋蔥、大蒜、韭菜搭配在一起，將有助於身體吸收維生素 B 群。

　　抗氧化維生素，主要包括維生素 A、維生素 C、維生素 E。其中維生素 E 能與細胞膜的脂肪共存，將氧自由基無毒化，從而很好地保護腦神經細胞，有效預防阿滋海默症。大腦產生的氧自由基，會使粒腺體

細胞膜氧化，從而降低大腦能量，本來人體有對抗自由基的抗氧化劑，但 25 歲以後，隨著年齡的增長，就會逐漸減少。因此要從食物中攝取抗氧化物質。

富含維生素 A 的食物有胡蘿蔔、菠菜、雞肝、鰻魚等；富含維生素 C 的食物有苦瓜、花椰菜以及各種水果；胚芽、堅果類、豆製品則是維生素 E 的良好來源。炒菜時，不妨搭配些黃、紅椒，因為這兩種辣椒同時含有維生素 C 和維生素 E。南瓜含有維生素 A、維生素 C、維生素 E，是最全面的抗氧化食品，因此早餐中適當添加南瓜，對提高大腦活力很有益處。

要使大腦變得更靈活，早餐要吃得好，營養要顧到，切忌不要吃得過飽。吃早餐的時間最好在起床後 20-30 分鐘再吃為宜。早餐狼吞虎嚥會影響消化系統，所以早餐也應遵循細嚼慢嚥的原則。

不適宜當早餐食用的三種食物

早餐中最好不要有這三種食物，會損害身體健康：

不喝冰涼飲料

早上空腹狀態下喝冰涼的飲料，因溫差太大，會給胃腸道帶來強烈的刺激，使腸胃發生攣縮，長此以往還會使各種酶促反應失調，誘發腸胃疾病。

不宜吃香蕉

因為香蕉含有豐富的鎂元素，鎂是影響心臟功能的敏感元素。早上空腹食用，血液中的含鎂量迅速升高，會影響心臟功能。

不宜吃鳳梨

鳳梨裡含有強酵素，早上空腹吃對胃傷害很大，鳳梨的營養物質只有在吃完飯後才能更好地被吸收。

晚飯少吃一口，舒服一整宿

造成失眠的原因很多，但一般人可能沒想到，晚飯吃得太飽，也是引起失眠的原因之一。不只是失眠，晚飯吃得太飽，還會造成嚴重後果。有些人前一晚上床時還好好的，結果第二天就去了另一個世界。在睡眠中猝死，原因雖然多樣複雜，但與晚飯過飽有一定關係。

胃不和則臥不安

俗話說：「早飯宜飽，午飯宜好，晚飯宜少。」這完全符合傳統養生學的思想。明代醫學家高濂在著作的《遵生八箋》中有：「夜勿多食，凡食後行走，約過三里之數，乃寢。」的記載。《彭祖攝生養性論》也曾說：「飽食偃臥，則氣傷。」《抱朴子極言》中也記載：

「飽食即臥，傷也。」可見在遙遠的古代，已有「飽食而眠傷身體」的認識。

吃進的食物，通常在三四個小時後才被消化完。一般人都是在晚上6點左右吃飯，到了晚上10點左右，胃裡的食物差不多消化完了，這時候睡覺就會很舒服。如果晚飯吃太多，胃被撐得很滿，腸子的蠕動速度就會變慢，分泌的消化液也會不足，就像人們開車子一樣，載的貨物過多，車速自然就慢了下來。

如此一來，使得胃的消化能力減弱，整個消化過程無形中就延長了。消化食物的工作雖然主要由胃來承擔，但也少不了血液循環系統和中樞系統的協助，所以，入睡前胃的工作量越大，血液循環和中樞系統也會跟著越忙碌，身體自然得不到緩衝，睡眠質量跟著就會大大下降；而且還加重了呼吸和心臟的負擔，就很容易做噩夢。

曾經有位20歲的士兵，在深夜裡突然大聲驚叫，同室的戰友把他叫醒後，問他為何驚叫，他說自己做了一個噩夢，說完倒頭便呼呼大睡。誰知，第二天清晨，大家都起床了，他的床鋪卻沒有動靜。戰友掀開

他的被子一看，發現他已經沒有了心跳和呼吸。這位士兵平時身體很健康，入伍的時候體檢全部正常。經過屍體解剖，沒有發現任何病症，也沒有中毒或受傷的情況，醫生鑑定為睡眠猝死。睡眠中猝死的原因有很多種說法，譬如枕頭選擇不當、睡眠憋氣、打鼾等，而晚飯過飽也是原因之一。

尤其是 60 歲以上的老人，極易因失眠困擾，在睡眠中猝死。因為在夜間人的迷走神經比較興奮，迷走神經是腦神經系統中最長、分布最廣的神經，主要支配呼吸、消化兩個系統的絕大部分器官及心臟的感覺、運動和腺體的分泌。睡前如吃得過飽，大量食物充斥胃腸刺激了消化道，神經把這些刺激傳到大腦，使管理消化的迷走神經興奮起來，反射性作用於心臟，導致心搏驟停而亡。

要想一宿睡得安穩，第二天神清氣爽，充滿活力，晚飯還得少吃，吃個八分飽，就趕緊離開飯桌，萬不要讓自己撐到不想動。而且晚上不要吃太多的辛辣刺激性食物，這些食物會加重神經衰弱，引起失眠。油炸食品等不易消化的食物也不宜多吃，這些食

物在胃裡停留的時間較長，會影響睡眠。酒、咖啡、茶、可可等興奮性的飲料是睡前「禁品」，這些大都有雙向性作用，短時間內使人興奮，但很快就會抑制神經系統，加速神經衰弱的發生，導致失眠。

　　睡前 2 小時，避免吃太多的雞鴨魚肉等，因為肉類中含有豐富的蛋白質，蛋白質中的必需氨基酸「酪氨酸」，被腸道吸收後，隨著血液循環到達腦部，會合成神經傳遞物多巴胺和去甲腎上腺素，這兩種物質讓人有敏銳的思考力，才能應付各種緊急狀況。但是在夜間卻使人睡意全消，輾轉反側。

幫助安神的食物

　　想一夜好眠，是所有人消除疲勞的最大願望，在日常生活中常吃這類食物品，或許有所幫助：

蓮子

　　蓮肉味澀，蓮心味苦，卻有養生安神的奇效。蓮子含有蓮心鹼、芸香鹼等成分，有鎮靜的作用。入睡前，將蓮子用水煮熟後，加少許鹽或白糖，然後吃蓮

子喝湯，可以很快入眠。

牛奶

睡前喝杯溫牛奶有助於睡眠，因為牛奶中含有色氨酸，有鎮靜的功效，還富含鈣質，鈣能幫助大腦充分利用色氨酸。所以晚上睡前不妨喝一杯溫熱的牛奶。

燕麥片

燕麥片是很有價值的睡前佳品，睡前煮一小碗燕麥粥，再加少量蜂蜜，讓人一晚都睡得分外香甜。

紅棗

對氣血虛弱引起的多夢、失眠有顯著的療效。將紅棗去核，加水煮熟，再加入冰糖以小火熬成膏，晚上睡前吃 1-2 茶匙，能更快進入睡眠狀態。

龍眼肉

龍眼有開胃健脾、安神養血之功效，尤其適合心脾兩虛的失眠者食用。可將龍眼肉煎水喝，也可與紅

棗或銀耳一起燉著吃，是催眠的一大妙招。

香蕉

號稱是包著果皮的「安眠藥」，也是有名的抗憂鬱食品，含有色氨酸和維生素 B6，這兩種營養素都是合成有催眠、安神作用血清素的重要成分。香蕉有能使肌肉放鬆的鎂元素，所以睡前吃根香蕉，能很好地舒緩壓力，安心一覺睡到天亮。

菊花茶

屬睡前茶飲品的首選，有凝神靜氣的舒眠作用。對於緊繃的神經和身體來說，是最天然的佳品。

蜂王漿

蜂王漿能鎮靜安神，對神經衰弱所引起的失眠尤其有效，不僅可使病人的失眠症減輕，還能提高腦力和身體素質。一次服用 20 克以上的蜂王漿，助眠效果最好。將蜂王漿與蜂蜜按 1：4 的比例混合後，再用溫開水沖服。

　　要想夜裡睡得舒服，首先就要管住自己的嘴巴，晚飯八分飽就可以了，貪吃多了影響睡眠，損害健康。若能天天每晚堅持少吃一口，健康習慣的養成，又多了一項。

少食多餐，遠離老來胖

　　民間有句俗話：「千金難買老來瘦。」其實是有科學依據的。因為肥胖的老人更容易患高血壓、冠心病、動脈硬化、糖尿病、高血脂、阿滋海默症等，所以老年人尤其要注意保持體重，別以為肥胖就是富態，稀裡糊塗地讓肥胖奪走了健康。

　　有些老年人意識到了老來胖的危害，急不可待地進行減肥計劃，把市面上流行的各種減肥方法都試，結果適得其反，沒減掉脂肪，反惹出了許多異常情況。比如免疫力下降、心腦供血不足、低血糖症、易患感冒、胃腸病等。有的老人求瘦心切，乾脆用節食來減肥，儘管見效較快，但卻很傷身；尤其是患有心血管等疾病的老人更不能用挨餓換身材。目前正流行一種飲食減肥的新方法，叫作「少食多餐」。

　　一般人每天只吃三餐，而這種減肥法教人們每頓少吃點，餓了就吃，一天吃五六餐。醫學家認為，這種飲食方法更有利於保持身材。法國營養學家詹金斯說過，法國人之所以身材苗條，就是因為他們每天至少進餐四次，而北歐人每天只吃三餐，所以他們更容易身體發胖。國內調查資料顯示，每天進餐不足三次的人，肥胖率高達 57.2%，膽固醇高者占 51.2%，而堅持每天吃五餐甚至更多餐次的人，肥胖率只有 28.8%，膽固醇高者僅占 17.9%。

　　為什麼少食多餐有如此神奇的減肥功效？因為一點一點地吃東西，使得血液中的糖量保持在一定的限度，可以避免一次性大量進食而使血糖濃度急劇升高，醣類轉化為脂肪堆積起來，造成肥胖。每天進餐的次數多，兩餐之間的間隔時間短，人幾乎不會有強烈的飢餓感，也就減少了食量，攝取的熱量自然就降低了。

　　所以老人最好用少食多餐的方法來減肥，既有效又安全。尤其是有糖尿病的老人，少食多餐還能保持血糖穩定，有膽囊炎的老人少食多餐，可防止膽絞痛

的發作。但是，少食多餐要怎麼吃？吃什麼，才有利於減肥呢？

最佳的進餐安排

讀者朋友可以根據自己的情況，參考運用：

早上 6:00-9:00

選擇含蛋白質豐富的食物，牛奶、雞蛋、優酪乳、烤麵包等是最佳的選擇，如果偏愛甜食，鮮榨的水果汁和燕麥粥也是不錯的選擇。

上午 10:30

不妨吃一些低糖類的食物，比如酸奶酪，也可以吃根黃瓜，或者吃一小份蔬菜沙拉。如果不餓的話，就管好嘴巴，不要亂吃東西。

中午 12:00- 下午 2:00

最佳的午餐時間，必須吃得豐盛、營養均衡，雞鴨魚肉是豐富的蛋白質來源，蔬菜和水果能補充維生

素，適當地吃些堅果，比如杏仁、核桃等，對健康很有益。

下午 3:00-4:00

下午的加餐時間，可以吃些餅乾或小蛋糕，但不要吃含奶油或巧克力過多的西點，最好吃消化餅乾或蕎麥、蘇打類餅乾，熱量很低，稍微吃多點兒也不會長胖。

下午 5:00- 晚上 8:00

晚餐時要備齊含蛋白質、適當粗糧、維生素和少量脂肪的食物，比如苦瓜炒瘦肉，蘆筍炒肉片……有很不錯的減肥功效。

晚上 9:00- 次日清晨 6:00

這段時間進食最容易發胖，要防止老來胖，就控制一下食慾吧。如果實在餓得難受就喝一杯牛奶，或吃一兩片低糖餅乾，但就一兩片，千萬不要貪多。

人過 50
別讓「隱性飢餓」纏上

52 歲的張女士，退休後負責打理全家的一日三餐，平日裡她將丈夫和兒子都照顧得無微不至。她自己也很注意定時定量進餐，從沒讓自己餓著，也不曾暴飲暴食過，有時還燉點湯補補。可是，在醫院體檢的結果卻讓她吃了一驚，血脂很高，而且醫生還說她「營養有問題」，是典型的「隱性飢餓」。

吃得飽飽的，竟然還得「隱性飢餓」？在人們的傳統觀念裡，只有「吃不飽才叫飢餓」，但是營養學家的視角卻不同，他們認為：

吃什麼東西比吃飽更重要，如果沒有注意營養均

衡的搭配，就很容易導致微量營養素的缺乏，這種吃
飽肚子後的營養缺乏，在營養學界被稱為「隱性飢
餓」。隱性飢餓儘管不是什麼疾病，但卻潛在地損害著
健康，因為與心臟病、糖尿病和高血壓等各種慢性疾
病之間，有著極為密切的連動關係。

年過 50 的中年人，更要警惕這種隱性飢餓。因為
50 歲是身體的一個分水嶺，剛走完或即將走完更年
期，身體發生了很大變化，身體的營養需求與青壯年
時期自然有了差別，如果在這個年齡段不注重膳食，
就很容易產生隱性飢餓。原因主要有以下兩點：

生理功能衰退，影響營養吸收

營養有效吸收，需要身體裡各個器官的通力合
作，人進入了中老年期後，人體各個器官的生理功能
出現不同程度的衰退，尤其是消化和代謝功能減弱，
直接影響到營養物質的吸收，所以就算老人吃得再多
也無法吸收，各類營養素依舊缺乏。

比如中老年人的牙口不好，有的牙齒已開始脫

落，咀嚼能力下降，食物就無法充分與唾液混合，很多營養素就偷偷溜走。還有許多老年人的腸胃功能減弱，消化液分泌減少，消化酶活性降低，胃腸道吸收能力下降，這種種原因都會導致營養物質無法充分吸收。

慢性疾病會增加對某些微量元素的需求量

醫學上認為，微量元素的失衡是慢性病的根源，反過來，如果已經患了慢性病的中老年人，就會增加對某些微量元素的需求量。比如患有心血管疾病的中老年人，就對維生素 B 群的攝入有特別的要求，因為能降低血液中損傷血管的物質，從而改善病情。患有白內障的老年人對抗氧化營養如維生素 C、維生素 E 和硒、鋅等的需求量較大，因為可以消除過多的自由基，有保護晶狀體的作用。

人一旦年過 50，就要防止隱性飢餓，必須多吃些含維生素和礦物質等微量元素豐富的食物，舉例下幾種：

維生素 A 豐富的食物

維生素 A 對於維持正常的視覺有重要作用，很多老年人眼花、視物模糊，都是因為缺乏維生素 A。維生素 A 能幫助中和人體內的自由基，延緩衰老，以及預防各種心臟病甚至癌症。維生素 A 只存在於動物性食物中，能被人體直接吸收，但植物中所含的胡蘿蔔素，進入人體後，會在肝臟中轉化為維生素 A，也是維生素 A 不錯的來源。

含維生素 A 豐富的食物主要有：雞肝、豬肝、牛奶、雞蛋、鴨蛋、松花蛋、河蟹、黃鱔等。富含胡蘿蔔素的食物主要有：胡蘿蔔、紅薯、菠菜、韭菜、空心菜、莧菜、辣椒、堅果、杏等。老年人不妨在日常膳食中添加這些食物，補充維生素 A。不過要根據自身情況來選擇食物，比如患有高血脂症的中老年人就不適合吃動物內臟。

維生素 E 豐富的食物

很多老年人的臉上和手背常有棕褐色老年斑，這

是人體衰老的一種徵兆。如果人體缺乏維生素 E，會加速老年斑的出現和增多。多補充維生素 E 能幫中老年人提高身體免疫力，有效預防傷風感冒等疾病。

維生素 E 主要存在於各種油料種子和植物油中，穀類、堅果、綠葉蔬菜也含有一定的維生素 E；平時炒菜最好用大豆油、芝麻油、花生油、葵花子油、沙拉油等植物油，少用動物油。萵苣、捲心菜、菜花、芹菜、番茄、辣椒等是含維生素 E 比較多的蔬菜，多吃無妨。

維生素 B 群豐富的食物

50 歲以上的人需要增加維生素 B 群的攝取量，尤其是維生素 B6 和維生素 B12，能幫助預防老年性貧血、口角炎、阿滋海默症、腦中風等症。

很多食物中都含有維生素 B6，不過含量一般都不高。含量最高的是白肉類，如雞肉和魚肉。其次是動物肝臟、豆類和蛋黃等。水果和蔬菜中也含有較多的維生素 B6。富含維生素 B12 的食物主要有：動物肝臟、蛤、牡蠣、蟹、蝦、雞蛋、牛奶、發酵的豆製品等。

含鈣豐富的食物

骨質疏鬆症是老年人的常見病，老年人中，約有15%的人都患有骨質疏鬆症，而且隨著年齡增高，發病率就越高。發生的遲早與鈣元素的攝取量有直接關係，大家通常認為牛奶的含鈣量很高，但海帶、紫菜、髮菜、黑木耳、黑芝麻等黑色食品中的含鈣量更高。蝦皮、動物骨頭、小白菜、油菜、芹菜等也含有較多的鈣質。尤其是動物骨頭裡80%都是鈣，但是不溶於水，難以吸收，不妨敲碎加點醋，用小火慢煮，吃的時候撇去浮油，再加點青菜，就是一道美味的骨頭鈣湯。

含鐵豐富的食物

鐵元素是製造血紅蛋白的不可缺，鐵缺乏很容易導致貧血。尤其55歲以上的老人是缺鐵性貧血的高發族群。中老年人要多選擇含鐵豐富、吸收率高的食物，如豬血、豬肝、牛肉、瘦肉、蛋類、豆類、綠葉蔬菜、水果等。

含鉀豐富的食物

　　鉀元素過度缺乏，會引起肌肉無力、抽搐、麻痺、心律失常，患有心臟病的中老年人尤其要注意鉀元素的補充。特別是在夏天，出汗較多，大量的鉀元素會隨著汗液排出體外，更要注意補充。最理想的方法就是喝茶，因為茶葉中含有較多的鉀元素，黃豆、黑豆、紅豆、蠶豆、綠豆等的含鉀量也較多，菠菜、芹菜、香菜、土豆、毛豆等蔬菜中也含有一定的鉀元素。

　　合理的膳食可以增加微量營養素的攝取，但是光靠膳食不能保證攝取足夠的維生素和礦物質，因食物在加工、儲存、烹飪的過程中極易流失。蔬菜浸泡過度，會丟失大量的水溶性維生素，食物放置的時間過長，或用油炸、燒烤等方式烹飪，會減少維生素的含量。年過 50 的中老年人不僅要注意食物的多樣性、烹飪方法，還要補充一些維生素、礦物質。

　　總而言之，50 歲以上的中老年朋友們，除了掌握好自己的飢飽，還要警惕被隱性飢餓纏上。只要您在飲食上多留意一下，健康值就多加了好幾分。

養生，從保護脾胃開始

　　五臟中，中醫學養生尤其注重脾胃；就是消化功能。中醫學強調脾胃是人體生存所依賴的能源提供者，是氣血生化之源。因此又被稱作「後天之本」。是出生後維繫生命的根本；維持生命的一切物質，主要依靠脾胃對營養的消化、吸收、運化來供給。

　　中醫學特別強調「氣血」、「津液」等，也主要依賴脾胃吸收各種營養成分轉化而成。故有「脾胃為氣血生化之源」之說。脾胃一旦受損，輕則出現倦怠、腹脹、便溏、腹瀉、消化不良，以及免疫力下降等；重者可見水腫、消瘦、羸弱、早衰等，甚至演變成多種疾病。

　　宋代著名醫家李東垣創立「脾胃學說」，提出「脾胃傷則元氣衰，元氣衰則人折壽」的觀點；反覆強調：

「內傷脾胃，百病叢生。」可見在他眼裡，脾胃受損是滋生百病的主要原因。

　　唐代著名書法家柳公權，在當時算是很長壽的，他83歲時人們向他討教長壽經驗，他回答：「吾不以胃去暖寒物。」一語道破了養生秘訣：注重保護脾胃消化功能，少進食寒冷之物，以免傷胃。明清養生名著《養老奉親書》強調：「脾胃者，五臟之宗也。」可以說歷來養生，當以保護好脾胃為要，是基本原則。

　　儘管古今生存與飲食條件大不相同，但古聖先賢積累的生存智慧亦足以借鑑。簡單歸納便是：養生就是飲食要節制、少吃刺激性食物，膳食結構優化，及晚餐少吃點。

飲食要節制

　　「飲食自倍，腸胃乃傷。」飲食不節制又沒有規律，不喜歡的不吃，見愛吃的暴飲暴食、好酒貪杯，都是在損傷脾胃，久而久之，必致疾病叢生。飲食有節律，人與自然相適應。長期的生存適應，使人體的各種生理功能活動，都形成了一定的節律，有助消化功

　　能循其規律而運行，干擾最少，傷損最小，吸收良
好。而若餐飲沒規律，絕對不利脾胃功能。很多輪班
制的工作者都有胃疾，就是起居飲食缺乏規律。

　　《黃帝內經》反對「飲食自倍」，認為吃得太多於
脾胃健康不利。古代育兒經中有一條原則：「若要小兒
安，常帶二分飢和寒。」古訓也說：「養生常須留得二
分飢。」李東垣對老年人也十分強調這一點。晚宋名
醫朱丹溪在《茹淡論》中更突顯這一點。五十多年前，
國外動物實驗反覆證明：適度限制食物的攝取，實驗
動物活得長且更健康。

膳食結構優化

　　早年生活是普遍營養不良、熱量不足、脂肪蛋白
不夠；今天相反，更多的是營養過剩，能量多餘。高
糖、高脂、高蛋白都是健康危險因素，尤其對腫瘤患
者。控制高糖、高脂及過量蛋白的攝取，必成為飲食
養生的合理趨勢。

　　講究飲食品種多樣化、多變化，不偏食，不酗
酒，注意飲食衛生，這也是膳食結構優化問題。辛辣

刺激食物少吃點，歷來主張養生保胃的醫家們，都強調少食辛辣刺激與大冷大熱食品，力戒油膩、堅硬、黏滯等不易消化之食，少吃醃漬品，可能少傷脾胃。

減少應酬，也是保護脾胃養生的重要一環，因為應酬餐桌上菜餚大多厚味，不一定利於健康；二則應酬一坐就是兩三個小時，比平時吃得多，徒增脾胃負擔。

晚餐吃少點

《黃帝內經》有「胃不和則寐不安」之說。二則，晚飯後沒多久便該休息了，進食後的東西大多轉化為醣原儲存起來了。國外做過研究，同樣熱量的食物，晚餐進食，更易出現肥胖和導致代謝症候群等疾病發生。

第四章

二分寒八分暖

你也曾在出門前，因「今天穿什麼衣服？」而犯愁嗎？其實穿什麼其次，注意好攸關健康的「二分寒八分暖」這個總原則就行了！

春，下厚上薄是法寶

　　春天是冷暖交替、氣候多變的季節，因而春天的穿衣有其特殊性，春季著裝宜「下厚上薄」。

　　人的下半部血液循環要比上半部差，很容易遭受風寒侵襲。春季若不注意保暖，天一熱就急不可待地減衣服，稍不留神就會感冒，長此以往病也就一點點攢下了；等上了年紀，還會出現膝關節疼痛，甚至發展成膝關節長骨刺、膝關節積水、腫脹，以及關節僵硬等病症，這類疾病，在生活中常表現為特別怕冷，對日常生活造成極大干擾，更談不上安享晚年了！

　　有些中老年人，對自己的身體沒有足夠的認識，一味逞強，拿自己當小夥子看。春寒時節，只穿一條單薄褲，而且引以為傲，認為這是體質強健的表現，其實，只是時候未到而已，寒邪侵襲，早晚有一天疾

病會找上門來。

春捂，「捂」也要得法

春季穿衣應注意「下厚上薄」，因為春季寒暖交替無常，很多疾病又是由於下肢受寒而生，只有腿部得到充分保暖，才能保障腿關節和腿部的血液循環。春季衣著應慢慢過渡，衣服減得過早對身體健康有害無益；特別是女性，體質本來就畏寒，早春乍暖還寒，晝夜溫差大，又常有冷空氣侵襲，一定不要過早秀春裝，更不要早早穿上涼鞋，多「捂」幾天，就多幾分健康保證。春季陽生陰藏，天氣逐漸變暖，一般早晚較涼，中午較熱，衣物增減也應適應天氣寒熱的改變，早晚多穿。

春遊該怎麼穿

春來萬物復甦，許多人又整理行囊出遊，每到一個景點，總忘不了留個影。對於大多數人來講，照相技術一般，這就需要懂得常識和技巧，取景時背景顏色與衣服顏色反差一定要大。比如置身森林，滿山綠

色，所穿的衣服最好是亮色、暖色等。反之，如身穿深色、暗色等冷色調，照相的效果一定不會好。當你在雪地、雪山留影時，衣服的顏色最好是深一些避免偏白、偏淡。要反差大、跳色強。

夏，巧穿防曬裝

　　「吃出健康」已成為人們的口頭禪，而「穿出健康」卻少有人提及，尤其是炎熱的夏季，似乎只要穿得涼快就夠了。真是這樣嗎？

　　大家總以為夏季是最暖和的季節，不容易生病，因而放鬆了警惕。許多人夏天穿衣的法則直白而簡單——怎麼涼爽怎麼穿，殊不知夏天穿衣也是有很多注意事項，不僅要清涼舒適，還要注意「防曬」。

　　夏天穿著涼爽，必須考慮衣服的「吸風」和「鼓風」，吸風，是衣服的領、袖、褲、腿等開口要開敞些，方便涼風送爽，密不透風的牛仔褲和緊身衣自然不適合夏天。

　　夏天巧選衣料材質也能戰勝高溫，像絲、棉、麻等天然纖維，都是好的夏季衣料。柔滑的絲綢具有最

佳親膚性，尤其是體型偏胖的中老年人；具有透氣、吸濕、排汗功能的衣料，是夏天舒適穿著的重要考慮因素。

選色，與防曬有關

酷暑炎炎，防曬是重頭戲。多數人夏天出門，戴帽稱傘遮陽，防曬霜一定少不了，你是否意識到夏天的「防曬裝」該怎麼穿？

有些老年人大熱天出門，愛搭件白色長袖衣防曬，以為白色能防曬、讓身體降溫，其實不然，白色是看上去清涼的顏色，卻是防曬效果最弱的顏色之一。那麼夏天該穿什麼顏色？科學研究證明顏色越深，紫外線防護性能也越高，如黑色、藏青色，這兩個顏色能有效阻隔紫外線，穿在身上是別人看著熱，自己的感受還好。

以紅色來說，儘管看似團火，但卻是夏天最能阻止紫外線、最防曬的色彩。因為光波最長，可大量吸收日光中的紫外線，除了防曬，紅色兼顧到醒目和提亮的效果。年齡大了，行動緩慢，出門穿得越鮮豔，

顯得精神飽滿有活力外，對走在路上的安全，也能有
所提醒。中老年人在選擇夏衣時，一定要做到心中有
數，體貼自己的皮膚。

夏季穿衣的錯誤觀念

穿衣服越少越涼

　　夏日不少人穿得很少，有些男士乾脆上身打赤膊
不穿，以為這樣涼快多了。但研究證實，當氣溫接近
或超過人的體溫 36.8℃時，打赤膊不僅不涼爽，反而
更熱。因為當皮膚溫度高於環境溫度時會增加皮膚的
輻射、傳導散熱，而在夏天，氣溫一般都接近或超過
37℃，皮膚不但不能散熱，反而會從外界環境中吸收
熱量，打赤膊只會感覺更熱。

　　高溫氣候，人體散熱主要靠汗液蒸發，這就需要
皮膚表面存有汗珠，高溫打赤膊，由於皮膚熱量的增
加，汗液不斷從毛孔中分泌出來，小汗珠還沒來得及
蒸發便匯成了大汗滴，很容易流失，因而大大降低了
蒸發散熱的速度，會感覺更熱。因此越是暑熱難熬，

男人越不要打赤膊，女性也越不要穿得太過暴露。

中老年人衣著，應更注重質料

化學纖維衣服重量輕、價格低廉、花色多樣，因而有些老年人喜歡在夏天穿化纖衣服。事實上，夏季出汗多，化纖布料儘管輕薄，但吸水性、透氣性均差，皮膚很難透過汗液蒸發進行散熱，夏天穿這類衣服並不涼爽，而且汗液過多滯留，會使皮膚分泌物發酵，加上合成纖維在生產過程中混入單體氨、甲醇等化學成分對皮膚刺激較大，容易誘發過敏和多種皮炎。

面對「日輪當午凝不去，萬國如在洪爐中」的酷熱，對於中老年人來說，體質今非昔比，更應注重穿衣細節，自然就能清涼一夏了。

秋，衣有層次最保健

　　秋天是由夏轉冬的一個過渡期，氣候難免有些喜怒無常。每逢立秋後，各大醫院內科、呼吸科、消化門診科總是人滿為患，季節交替時，冷暖一疏忽，就易生病。

　　秋季氣候乾燥，易引起人的情緒也跟著煩躁，衣褲不宜太緊太窄，以輕鬆舒適為好。年輕人在秋季衣著上不宜過多，因秋季的養生特點是「陰精內蓄，陽氣內收」，過多的衣著會使體熱汗出，汗液過多，陽氣包泄，不利於養生；民間流傳的「秋凍」就是這個道理。

　　不過凡事都應有個限度，秋凍也不能過頭，體質較弱的人、兒童和老年人，對冷的敏感性較高，在秋季尤其要注意早、晚應多穿些衣服，避免受涼感冒。尤其別天一涼就加厚衣，這樣不利於身體對氣候轉冷

的適應力。

運動時穿薄一點，運動前後注意保暖

　　習慣早晨鍛鍊身體的人，在秋天要注意氣溫開始下降，早晚溫差大，有的人認為秋季戶外晨練穿外套是多餘的，一旦運動起來身體便不會冷了，那就大錯特錯。要知道，戶外運動中產生較多熱量時僅是運動的中期，前後十分鐘仍易受到外界溫度影響，若不加注意，很有可能因溫度的劇烈變化而生病。所以說，秋季運動時，穿衣最好分出層次，就是不運動時多穿一點，運動時穿薄一點，運動前後注意保暖。

　　在晨練開始時，當多穿件寬鬆舒適、有避風功能的外套，鍛鍊結束後出汗多，在往回走的路上也要先穿上外套，待回到屋裡後再脫去汗濕的衣服，記得擦乾汗，換上乾衣服；最好能多帶一雙鞋，避免長時間穿著被汗水浸濕的鞋子而引發腳氣。

　　老人家如果運動量小，出汗少，可以選擇吸汗保暖的純棉內衣。若運動量大，純棉內衣就不是最佳選擇了。因為純棉質地的服裝只能吸汗，透氣性不是很

好。大運動量後所吸的汗水不能散發，黏附在皮膚上，使得皮膚逐漸變冷，難以保溫，容易感染風寒。

　　很多患腰肌勞損、肩背關節疼痛、風濕性關節疾病的人，與大量出汗卻不及時更換乾衣服有很大關係。所以秋季運動，運動量較大時，宜選擇類似聚丙烯材料生產的內衣，可以幫助人體散濕，有利於保持皮膚乾燥、清爽。

冬，八分暖加二分寒

　　一年四季中，對於老年人來說，對冬天的畏懼感最為強烈。綜觀身邊的中老年朋友，會發現有部分人一入冬，立刻就裹得嚴嚴實實的，暖和倒是暖和了，但一味地多加衣服，卻給健康埋下了隱患：衣服穿得過多，會影響身體的散熱、散潮；其次，導致體溫升高，一旦氣溫有變，不適時地增減衣服，就有可能減弱身體的耐寒力和適應力，反而更易感冒。過多的衣服重量直接壓迫身體，束縛了自由行動，顯得十分笨拙。

　　事實上，要兼顧保暖與美感也不難，近年來市面流行一種內衣叫「遠紅外線」內衣，其原理是將遠紅外熱能傳遞到人體皮下較深層的組織，使局部溫度上升，由內向外散發，毛細血管因而發生擴張，促進血

液循環和新陳代謝，增強組織的再生能力。可用於消炎鎮痛，緩解肌肉痙攣。

但如果遠紅外內衣的磁場作用太弱，就起不到治療作用；作用太強，又會對身體產生危害，尤其是對心腦血管和生殖系統。對於帶有心臟節律器的病患來說，要避免穿遠紅外內衣。在選購時，一定要根據具體情況做出正確的決定，切莫一味跟潮。

腰腹部的保暖是重頭戲

腰腹部居於身體中段，上接頭部之陽，下連足部之陰，為人體陰陽轉換樞紐。腰腹分布著許多重要的穴位，一旦陰寒入內，非常容易透過任督兩脈影響到全身臟腑氣血的運行，上可達脾胃心肺，影響呼吸、循環、消化功能；下可至肝腎、腸道、膀胱，妨礙代謝、排泄及繁衍的運行，因此中醫相當重視腰腹部的保護。

在嚴寒的季節，冷風侵襲使腰腹部血液循環低下，致使血管收縮、缺血，造成腰腹部皮下、筋膜等組織的血流減慢，引起微血管充血、瘀血，致使局部

纖維組織炎症發作。腰腹部的避寒保暖能保護陽氣，抵禦外邪，預防疾病，減少舊病的復發和惡化。對那些患有心腦血管病、風濕性關節炎、支氣管炎、哮喘、過敏性鼻炎、胃及十二指腸潰瘍病、痛經、月經不調以及年老體虛之人，腰腹部的保暖尤為重要。尤其是中老年人天寒時，可在腰腹部貼身處佩戴圍腰，晚上睡覺時用熱水袋暖胃，也有助於腹部保暖。

忌衣領過高過緊

衣領過緊會使頸部血管受到壓迫，使輸送到腦部和眼部的營養物質減少，進而影響視力，也會影響頸椎的正常活動，容易導致頸椎病。頸椎病在嚴重時，會因暈厥而突然倒地不醒，這絕非誇大其詞。有些穿高領衣服的人在轉頭時速度過快，還會誘發低血壓，造成腦部血流的減少和暫時中斷，嚴重者可出現面色蒼白、神志不清。這些症狀一般會在幾秒鐘內消失，很快恢復正常，但也有可能使某些人在一段時間內不省人事，醫學上稱為「短暫性缺血（TIA）」發作，屬於危險症狀。

小心染上皮靴病

長筒皮靴由於能有效地抵禦冷風侵襲，成了不少時髦的女性足下首選，但是皮靴緊緊地裹住小腿，有損女性健康。若皮靴尺碼偏小、靴腰過緊、靴跟過高等因素，都會使足背和踝關節處的血管、神經長時間受到擠壓，造成足部、踝部和小腿處的部分組織血液循環不良。

同時，由於高筒皮靴透氣性差，行走後足部分泌的汗液無法及時揮發，會給厭氧菌、真菌造成良好的生長和繁殖環境，讓妳患上足癬、甲癬。為了避免高筒靴造成危害，建議女性朋友不要穿靴腰過緊的高筒靴，也不要天天穿皮靴，出太陽的日子，皮靴要經曬一曬，或者烘乾保持鞋子乾爽。

一件厚，不如幾件薄

現在許多冬衣，都有了輕、柔、暖、薄四大特色，與其穿一件厚重冬衣，不如多穿幾件薄一點的，可根據溫度的變化方便穿脫；二來在視覺效果上，不

會顯胖，看起來既有精神又比較瘦。

不宜穿厚衣服入睡

有些老年人天冷怕寒，睡覺時總愛多穿幾件衣服，這樣很不利於健康。由於人體皮膚能分泌和散發出一些化學物質，若和衣而眠，無疑會妨礙皮膚的正常呼吸和汗液的蒸發。衣服對肌肉的壓迫和摩擦，會影響血液循環，造成體表熱量減少，即使蓋上較厚的被子，也會感到冷。

因此，在寒冷的冬天不宜穿厚衣服睡覺，一般來說，脫衣而眠，容易放鬆，可很快消除疲勞，使身體的各個器官都得到很好的休息。在寒冷的季節，要靈活掌握穿衣規則，穿衣不在多，關鍵要有技巧。

第五章

二分治八分防

求醫不如求己，有啥都別有病。對付疾病首先是
預防，因為人體自有大藥。

疾病除了少部分源於遺傳，大部分是後天不良生
活習慣累積造成的。後天習得的所有生活方式與
習慣，決定了個人的健康狀況，也決定了你是否
是醫院常客。

水，喝得健康要有方法

　　喝水有多重要，促進人體新陳代謝，調節體溫，滋潤器官和皮下組織，對一些疾病和創傷還有治療促進作用。水能預防多種疾病。國外權威醫學研究發現，攝取水分充足的人，患癌的機率能降低 79%。癌症的發生與人體對液體的攝取有緊密聯繫，過度缺水會導致身體酸化，使基因受損，細胞損傷惡化。癌細胞的擴散首先是透過體液進行的，如果人體內大部分的水分保持清潔淨化，就能為細胞提供健康清新的生存環境，健全自身免疫力，杜絕癌細胞生存和擴散的條件。

　　現在人越來越認識到飲水與健康的關係，這是保健意識提高，但是真正懂得如何喝水的人卻不多。不挑時間喝、不計數量地喝，未必遵循了最科學的喝水

方法。喝水也是有講究的，人體在不同時間，對水的需求都不一樣。健康飲水，不是每天隨意把需要的量喝完就行了，還必須依照一定的規律而行。

晨起 1 杯水

體內的水分經過一晚已經消耗許多，這時可以補充消耗的水分，清洗腸胃，更利於早餐的吸收和消化，而且能預防高血壓、腦出血、腦血栓等疾病。如果有便秘毛病的，還可以在其中加入 1 片新鮮檸檬，幫助身體排毒。

白天 6 杯水

當然不是一次喝掉 6 杯，而是在白天，總共喝水次數不要少於 6 次，每次喝水量不要少於 115 毫升。如果是朝九晚五的上班族，工作間趁機倒杯水，走動一下外，一杯水喝下去，能消除長時間伏案工作的疲憊，以及頸部的痠痛感。

經常在家的老年人，儘管每天空閒時間很多，但看電視、讀書報或是與人聊天時，常常就會忘記了喝

水，等想起來時，也許已經過了好幾個小時，長期下來，身體很可能會缺水。最好能用個定時器，每天定時提醒自己喝水。

多喝水能促進人體器官的正常運作，能利尿、排毒、預防病變。多喝水，並不意味著毫無章法地亂喝，比如餐前還是餐後喝水好？是有講究的。醫學研究表明，餐前喝水更利於健康。餐前適量飲水，能控制進餐時的胃口，保持膳食平衡，但最好控制在一杯以內，喝完後休息片刻再進食，不宜多飲，否則會適得其反。

睡前兩小時 1 杯水

人體在夜間會消耗水分，體內器官也需要水分滋養。但是飲水時間必須要在睡覺前兩小時，而且在150毫升以內，以防止水腫現象。當然，健康人只要注重飲食清淡，晚上喝水適量，就不會出現水腫，如果發現即使喝很少的水也常常水腫，就要檢查是否是腎臟引起的病理特徵，腎臟不好的人更應該控制飲水。

無論在哪個時間段喝水，都要講究喝水的方法，

應該小口喝，不要大口吞。許多人往往大口吞嚥，這
種做法不對，喝太快太急，會無形中把很多空氣一起
嚥下去，容易引起打嗝或是腹脹。因此最好先將水含
在口中，再緩緩喝下，尤其是腸胃虛弱的人，喝水更
應該一口一口慢慢喝。

選擇喝真正有益健康的水

許多人喜歡把飲料當水喝，但飲料和水的差別太
大，飲用水含有多種人體必需的礦物質，飲料卻多環
節加工，早已失去了這些物質。適量飲用果汁是有益
的，但是「果汁飲料」並不等於「果汁」。市面上大多
數果汁飲料並非 100% 果汁，而是加入了許多添加劑，
喝果汁不如自己用新鮮水果榨取。不過新鮮果汁，仍
然無法代替自然的水。

是否可以用茶代替白開水呢？喝茶確實對人體有
許多好處，現代許多家庭都將茶水作為日常的飲料，
而泡茶和品茶也是許多人的愛好。但是，茶水仍然無
法代替水的作用。茶、咖啡、酒精都有利尿作用，增
加排尿，就會損失水分。適量喝一些綠茶對於人體是

有好處的，但千萬不要完全代替白開水。

喝水，最好的選擇是白開水

尤其以溫開水為佳，但現代家庭燒水的情況越來越少，許多人都更喜歡使用桶裝水或淨水機，一是方便快捷，二是比燒水更安全。選擇上，透過淨水機比桶裝水好，因為淨水機的水來源於家庭自來水，保留了對人體有益的礦物質和微量元素；而桶裝水一般是純淨水，這些物質含量大大降低，如果平時飲食中的結構又不均衡，就很容易導致營養不良。

無論是淨水機還是桶裝水，都一定要注意衛生條件。所放的位置也儘量在陰涼或照不到強烈光線的地方，以免影響水質。每隔一段時間，飲水機或淨水機濾心要進行消毒或更換。在使用一段時間後，拆解開任何一台飲水機，都會發現它並不像人們想像的那樣乾淨。根據相關部門的檢測統計數據，廠家品牌和更換濾心時限是關鍵，至少一年更換一次，防止細菌滋生。

喝水雖然重要，也不能過量。仍然要根據每個人

的體質有所不同，最簡單的判斷可以根據自己尿液的顏色來參酌是否需要喝水。一般來說，正常尿液為淡黃色，如果顏色偏深，就表示身體可能缺水，需要多補充；如果顏色太淺，可能是喝得過多了。有一些特殊疾病患者，比如慢性腎臟功能不全、心臟病患者、肝功能異常並伴有腹水者，都不能依照一般人的喝水標準，而應該在醫生的指導下決定喝水量與喝水的時間。

早晨開水龍頭，記得先放放水

　　水管中的水靜止了一夜，會大量繁殖微生物，滋生細菌，而且有可能與水管壁產生污染，這些水並不適合飲用，可能會危害人體健康。每天早晨起床時打開水龍頭，將水放一些出來，才可以繼續接水使用；放出來的廢水如果不想浪費，可以儲存起來洗東西用。

定期健康檢查

　　許多人會自認沒病沒痛，身體棒得很，為什麼需要做身體檢查？還年年都要檢查？但隨著生活節奏加快，環境污染日益嚴重，許多疾病都有普遍化的趨勢，不少人都處於亞健康狀態，一不留神就有可能惡化為疾病。

　　由於許多疾病初期缺乏明顯的症狀，就診時往往因為病情延誤而錯過了最佳的治療時機。定期做健康檢查，能及時發現身體的異常，達到早期預防、診斷和治療的目的。特別是大多數老年病都屬於慢性病，早期治療可以延緩病情的發展，使日常生活受到的影響盡可能減輕。

心電圖

現在不少人由於工作壓力大，生活節奏緊張，許多人都處於超負荷工作的狀態，熬夜、生活不規律，都容易增加心臟的負擔。但是對於隱形冠心病、心肌梗塞等早期心血管的毛病很難發現，必須再借助精密的檢查，而這樣的檢查通常不在單位常規體檢的項目中。所以很多處於心血管亞健康邊緣的人，忽視了身體的信號，往往在神經緊張、劇烈運動後才驚覺出問題了。

腦部的電腦斷層檢查

別覺得腦部疾病是老年人的問題，實際上，中年時發生腦梗塞、腦出血的患者越來越多，這也不能掉以輕心。電腦斷層可以檢查腫瘤等問題，但常規體檢中一般不會去做，且費用比較高，但在日常生活中，早期腦梗塞的患者只是覺得胸悶、頭暈、睡眠不好等，臨床症狀不明顯，會讓人誤以為僅是「亞健康」的表現。如果經常頭暈、頭痛、胸悶的人，還是建議自費做次腦部斷層的檢查。

骨密度檢測

許多人都知道要補鈣，卻不清楚自己的骨密度狀態到底如何。常規的體檢中沒有測骨密度的項目，也很少有人自己去醫院做骨密度檢查。骨質疏鬆在初期的症狀並不明顯，有時會出現全身骨痛、無力，特別是腰部、骨盆、背部的持續性疼痛，令人誤以為是腰椎的問題。

骨質一般從三十多歲就開始流失，身體對骨質中的主要成分鈣質的吸收能力逐漸減弱，等發生骨折的時候就已經流失了三分之一以上的骨質。如果是 40 歲以上，腰部、骨盆、背部如有持續性疼痛，就需要檢查骨密度，提早防治骨質疏鬆。

口腔檢查

常規體檢少有檢查牙齒的項目，牙不痛並不代表沒問題。一般應該每半年做一次口腔檢查，如果發現刷牙時流血、口臭、牙齒鬆動、吃到冰涼的食物會敏感、痠痛等，說明了有牙周病的問題，更應該找口腔

醫生檢查和治療。

血糖檢查

糖尿病的病人越來越多，年齡也有下降趨勢，由於糖尿病前期無明顯症狀，等到發現有明顯症狀時，實際上已經患糖尿病好幾年了。所以，一般身材比較肥胖的人，或者平時飲食攝入糖分比較多的人，都應該檢查一下血糖。如果在 40 歲以上、有糖尿病家族史或有高血壓的人，除了查空腹血糖外，還應做餐後血糖的測試，做好預防措施。

膽固醇檢查

膽固醇是動物組織細胞所不可缺少的重要物質，但過量時會出現高膽固醇血症，是導致動脈粥樣硬化、靜脈血栓等疾病的重要原因，所以膽固醇檢查是中年後的必查項目。應該在什麼時候檢查膽固醇？何時做？第一次膽固醇檢查，以及以後間隔多長時間查一次，並沒有確切時間，應因人而異。一般來說，40歲以後應考慮進行這項檢查。體型肥胖、長期大量飲

酒，有高血脂或相關疾病家族史者，即使年齡較輕，也應儘早進行檢測。膽固醇高或有相應的心腦血管疾病者，定期去複檢外，一般每半年到一年需檢查一次；如果同時服用降脂藥，可 3-6 個月複檢一次；不必拘泥於間隔時間。

家族中有遺傳病史，比如糖尿病、高血壓、腦中風、癌症等疾病，都要特別重視定期體檢。年過 40後，男性可以檢查前列腺癌指數，女性可以做超音波乳癌篩檢。無論男女，如果平時有吸菸習慣，記得定期做肺部健檢。

定期檢查身體是非常重要的，但也不能過於盲目。有些人偶爾有點小病痛，就積極要求多項檢查，其實很多檢查項目是針對重大病症而設的。正常的程序應該是先做簡單而少做非必要的輻射檢查，比如超音波、X 光、內視鏡等，如找不到原因，才考慮進行電腦斷層掃描，過多的輻射輕則影響男性的造精能力，重則致癌，還可能對女性生理功能造成一定影響。

容光煥發從早餐開始

　　不吃早餐對健康的影響，遠比人想像的深遠，時下許多人早晨寧可多睡一會兒，也不願意抽出時間來吃早餐，這是很不科學的。不吃早餐，最嚴重的影響就是加速衰老，降低免疫力。想想，一整個上午空腹，人體只能動用體內儲存的醣原和蛋白質，精神當然會萎靡不振。

　　早餐對人體的最大作用，在於補充營養和能量。有人每天早晨醒來會覺得頭暈目眩、沒有精神，這都是血醣指數偏低的表現，如果不及時補充，腦細胞就會能量不足，人體就會發出疲倦信號。體內能量的缺失，會動用體內儲存的醣原和蛋白質，久而久之，影響整個精神和身體狀況，成為健康素質下降，走向衰老的催化劑。

　　若是整個上午胃中沒有食物中和胃酸，胃黏膜便會遭到負面刺激，長此以往就有可能引起胃炎和胃潰瘍，加上中午時分的過量進食，人為地加重腸胃等消化器官負擔，並引起不同程度的消化不良。尤其是老年人，長期不吃早餐，有引發腦中風的危險。

起床半小時後再吃早餐

　　起床即吃早餐容易消化不良，因為人體在早晨處於體內老舊廢物自然的排出時段，前一天的代謝物急需清理，如果過早進食，可能影響「掃除」工作。人體在睡眠過程中，儘管絕大部分器官能得到充分休息，但消化系統卻仍在夜間消化吸收存留在胃腸道的食物，直到早晨才能略微休息一下。所以如果早餐吃得過早，則會干擾胃腸的休息，加重消化系統的負擔。

　　尤其是老年人，各組織器官的功能都已逐漸衰老，假如過早進食，身體的能量被轉移用來消化食物，自然循環必然受到干擾，代謝物不能及時排出，積存於體內則會成為各種老年疾病的誘發因子。所以早餐在起床 30 分鐘後再吃為佳，這個時候食慾旺盛，

腸胃的消化吸收也在最佳的狀態。

早餐宜軟不宜硬

在早晨，最好不要進食油膩、煎炸、乾硬以及刺激性大的食物，勞脾傷胃外，會導致食滯於中，消化不良。尤其是老年人，早餐更應該吃容易消化的溫熱、柔軟食物，如加些蓮子、紅棗、山藥、桂圓和薏苡仁等保健膳食更佳。

早餐也要有節制

飲食過量超過腸胃的消化能力，不能被消化吸收外，久而久之，消化功能下降，胃腸功能發生障礙，且大量的食物殘渣儲存在大腸中，被大腸中的細菌分解，其中蛋白質的分解物苯酚等經腸壁進入人體血液中，對人體十分有害，並引起血管疾病。

早餐前記得喝杯水

經過一夜睡眠，體內的水分從尿液、皮膚蒸發，不斷在消耗水分，因此早晨起床後，體內處於一種生

理性缺水的狀態。因此，起床後不必急於吃早餐，應先喝一杯溫開水。這樣既可以彌補生理性缺水，對腸胃也有洗滌作用，有助於改善人體各個功能。早餐前最好喝下 500 毫升的溫開水，既能幫助消化，又可為身體補充水分，幫助排出體內廢物，降低血液黏稠度。

早餐吃熱食

剛起床時體內的肌肉、神經和血管，都還呈現收縮狀態，如果這時所吃的食物溫度過低，可能會使體內各個系統更加攣縮，血流更加不順，對於腸胃、消化道都不好，也不利於吸收營養。因此早上吃早餐，一定要有熱食，讓尚未醒來的身體恢復元氣。

熱稀飯、熱燕麥片、熱羊乳、熱豆花、熱豆漿、芝麻糊、山藥粥或廣東粥等，都是不錯選擇，再搭配點蔬果，不但足夠豐盛，也能滿足大腦所需能量，穩定血糖指數。不吃早餐的人，經常會感到手腳發冷，嘴唇發紫，看上去精神萎靡，臉色難看，這就是體虛的表現。每天花上 20 分鐘，吃頓熱騰騰的早餐，整天都能精神煥發，何樂不為呢？

用三餐規律來愛護自己的胃

　　喜歡重口味、多吃少動、菸酒不忌……不健康生活方式，讓胃病在現代生活中越來越常見。但面對食物的引誘，交際應酬的杯觥交錯，對胃造成一次次的傷害，等到胃抗議了，得要相當時間的治療，卻未必能恢復健康。

　　其實只要養成良好的飲食規律，日常生活中多給胃部一點細心的呵護，許多胃部疾病都是可以提前預防的。對胃的保養來說，最重要的就是飲食規律，不能飢飽無常，有一頓沒一頓，不能吃得過飽或太少，不要隨意增加進餐次數，因為胃部也需要休息。

食物要投胃所好

　　少吃辛辣刺激性如辣椒、生蔥、生蒜等，多吃溫

和養胃的食物。少吃堅硬或不易消化的花生米、瓜子、年糕、硬米飯等；多吃軟爛容易消化的如粥、麵片湯、蛋羹等，尤其是在秋冬季節，吃這些容易消化的食物有暖胃養胃的功能。少吃煎燻烤炸食物，多吃蒸、煮、清燉的食物，煎燻烤炸一般比較硬脆，而且所含油脂過多，對胃不利。少吃過鹹的醃漬食物，因含有亞硝酸鹽等對人體有害；多吃清淡、溫度適宜的食物，過熱容易燙嘴傷到食道、消化道，甚至可能引起癌變，而過冷會對胃部造成刺激，成反胃、胃潰瘍等。多吃新鮮烹調，溫度適宜的食物，才能達到暖胃、養胃的功效。

喝湯最好在飯前

吃飯前，先喝幾口湯，等於給消化道加點潤滑劑，使食物能順利下嚥，防止乾硬食物刺激消化道黏膜。但不要喝太多，一般餐前以半碗湯為宜，吃飯時，也可以緩慢少量喝湯。

適當按摩腸胃

　　自我按摩可以調整胃腸神經功能，減輕症狀，改善消化功能。比如將雙手拇指與其餘四指用力對合，拿捏腹正中線兩側肌肉，從上腹拿捏到下腹部，反覆做 1-3 分鐘，每天早晚堅持做一遍，持之以恆就能調中和胃，補腎納氣。

　　晚上睡覺前，躺在床上用兩手按摩上下腹部，來回約 40 遍，也可以助脾運，去積滯，通穢氣，對脾胃有良好的保健作用。

運動能養胃

　　運動對增強消化系統功能，有很好的作用，能加強胃腸道蠕動，促進消化液的分泌。但運動必須得當，不能過於激烈，否則可能適得其反。可以選擇氣功、太極拳、步行、慢跑、騎自行車等運動項目。

　　在運動過程中，不要突然加大運動量，而應該循序漸進，由少到多的順序。比如採用速度緩慢、全身放鬆的散步，每次 20-30 分鐘，運動脈搏控制在 110 次／分鐘。可以選擇在大自然的環境中步行 2 千公尺左右，有助於調節中樞神經系統，改善全身及胃腸功

能，對消除腹脹、噯氣、促進潰瘍癒合，都有一定的作用。

即使受限於場所，沒有辦法進行戶外運動，可以進行一些針對胃部的小運動：

跪姿前傾

- 雙膝跪地，從膝蓋到腳趾都要接觸到地面，上半身保持直立，雙手自然下垂。
- 緩慢坐下，直到體重完全壓在腳踝上，雙手自然放在膝上，保持正常呼吸。
- 保持該姿勢約 30 秒，放鬆後再將上半身向前傾，重複做 3-5 次。這樣有助於消除脹氣，對於胃腸痙攣、腹瀉等疾病也有很好的療效。

但必須注意，如果胃部已生病，並且正在急性發作期間，比如急性腸胃炎、胃出血、腹部疼痛等，都不宜運動，要等病情恢復或好轉後再適當運動。

注意胃部保暖

許多人知道從膳食上保暖，卻不知胃部也需要從

外部保暖。如果胃部受到了外界的風寒侵擾，也會受到刺激，發生抽搐等症狀。平時應該注意穿衣不要受涼，有些人喜歡穿中空裝，或者在睡覺時只將腹部蓋住，使胃部的遮蓋過於單薄，都很容易受到風寒，導致嘔吐、腹瀉等。所以即使在夏天，睡覺時也應該將胃部和腹部一同蓋住，抵禦風寒。

護肝、護心血管

　　肝臟是人體最大的消化器官，但又不僅僅是個消化器官，還承擔著體內各種物質的代謝和解毒工作，任務繁重，偏偏又是一個很容易受傷的器官，平時的生活習慣稍不留神，都可能對肝臟造成不利的影響。一旦肝臟功能發生紊亂，身體的整個系統就會出現系列病變。

　　有句話說：「肝不好，人生都是黑白的。」尤其是中老年人，身體狀況在走下坡路，要特別注意關愛和呵護好肝臟，在生活中特別要做到這幾點：

膳食平衡，警惕脂肪肝

　　許多人會發現，稍一放縱，身體迅速發福，甚至大腹便便，在這情況下，發生脂肪肝的機率就越來越

高。大量的高脂肪、高蛋白飲食攝取，使身體產生來不及消耗掉的的熱量和脂肪，加上平常缺乏運動，很快使心血管和肝臟等主要器官發生異常。因此中老年人應該格外注意飲食營養均衡，切忌暴飲暴食，用餐宜多食各種蔬菜、豆製品、水果等，這樣對於保肝養肝大有好處。

護肝的食物

補肝護肝的方式有很多，但畢竟藥補不如食補，與其吃各種滋補品來補肝，不如平常在飲食中注意養肝。尤其對於那些膽固醇高、有脂肪肝風險的人，最合適的護肝食品當首推山楂。

山楂

它有熊果酸，能降低動物脂肪在血管壁的沉積，在一定程度上減輕動脈硬化。除了可以多吃些鮮山楂，平常還可用乾山楂泡水喝，在燉肉時也可適當加入，既可調味，又能幫助消化。不過，如果是胃腸道有嚴重疾病的人，慎吃山楂。

蘑菇

在日常的菜餚中，對護肝有好處的還有黑木耳和蘑菇。因為微量元素硒對肝癌細胞，具有選擇性殺傷和抑制作用，對正常肝細胞卻沒有明顯影響。所以硒可成為人們預防肝癌，防治肝病的有效措施。蘑菇正是攝取硒的良好來源，蘑菇中所含的硒元素，不但數量較高，且容易被人體吸收，應多吃些。

黑木耳

黑木耳脂肪成分中含有的卵磷脂、腦磷脂、鞘磷脂等磷脂類化合物，對於中老年人特別好，可以幫助延緩腦細胞退行性變化。每日攝取定量的黑木耳，可有效地降低高血脂症患者的血脂含量，降低人們患脂肪肝的機率。

但要注意的是，吃黑木耳護肝，不達到一定量是不行的，而且貴在堅持。可以每天早晨吃一小碗煮黑木耳，就能收到較好的效果，通常最有感的反應是大便輕鬆了。快者數月，慢者一年左右，原先有高血

脂、高膽固醇、高血黏度的都會有不同程度的降低，
甚至達到或接近正常水平。不過，如果有消化不良、
大便稀薄等症狀，最好少吃或不吃黑木耳。

遠離酒精

酒是穿腸毒藥，雖然聽起來可怕，但對肝臟來
說，酒精確實是有殺傷力的。酒精主要含有乙醇和乙
醛，這兩種東西都有直接刺激、傷害肝細胞的毒性反
應，酗酒的人，可能導致酒精性脂肪肝、酒精性肝
炎，甚至出現酒精性肝硬化。

一個人如果每日飲白酒 150 毫升以上，一年內就可
發生酒精性脂肪肝，連喝 16 年，就可演變為肝硬化；
如果是慢性肝炎患者，喝酒對肝臟無疑是雪上加霜，因
為肝炎患者的肝功能已有不同程度的損害，如再加上酒
精的刺激，難免會出現肝炎復發或肝功能衰竭，甚至誘
發肝癌。呵護肝臟，一定要對飲酒有所節制。

平時多應酬常喝酒的人，多吃柑橘類水果，因為
病毒性肝炎、酒精性肝炎以及肝硬化等患者體內血清
中抗氧化能力降低，而柑橘中豐富的類胡蘿蔔素和維

生素，可提高抗氧化能力，對保護肝臟、預防肝病和
動脈硬化都很好。

注意休息，切勿熬夜

酒精與熬夜，是傷害肝臟的兩大殺手。平時工作
繁忙、經常熬夜，或者生活不規律，都會導致睡眠不
足，即使自覺神志清醒，實際上身體也已經疲勞過
度。長此以往會引起肝臟血流相對不足，肝血流量減
少，並直接影響肝臟的營養、氧的供給，導致抵抗力
下降，致使已受損的肝細胞難於修復並加劇惡化。從
中醫學來說，夜裡是人們長氣血的時間，也是肝臟工
作的時間，對人體的健康極為重要。

氣大傷肝

中醫認為七情異常，必定傷及五臟六腑，尤其是
暴怒傷肝，肝氣不舒，肝氣鬱結，導致肝血淤阻，久
而久之會出現肝功能紊亂。因此中老年人需要保持心
情舒暢，心態平和，樂觀豁達。堅持適度的戶外運動
運動，不僅可以吸收新鮮空氣，還能調節情緒。

杜絕腸道傳染病發生

不潔飲食，尤其是半熟製品、生猛海鮮等食物，容易含有各種肝炎病毒，一旦誤食入很可能導致急性肝炎。中老年人一旦患上急性肝炎，後果要比年輕人嚴重，尤其是猛爆性肝炎，容易發展為重型肝炎而危及生命。

呵護心血管

心血管疾病已從「老人病」變成了各個年齡都可能出現的疾病，這與現代人生活習慣有很大關係。生活節奏緊張，工作壓力沉重，或者是高脂飲食、缺乏運動，都會讓心血管健康受到極大的挑戰。

心血管疾病的發病機制，主要與高脂、高膽固醇的飲食有密切關係。許多人患上心血管病，都是因為膳食攝取過多的脂肪和膽固醇引起。要預防心血管疾病，不能忽視攝取全面、多樣的營養均衡，要食不厭雜。

許多人因為害怕患上心血管疾病，盲目地只吃蔬

菜、不吃任何肉類，也是不正確。各種營養素之間有依賴關係，單一種營養素的消化、吸收不是孤立的，往往需要其他營養素同時存在。要降低心血管疾病請注意：

降低總脂肪攝取量

脂肪包括飽和脂肪、單元不飽和脂肪、多元不飽和脂肪，及反式脂肪。降低脂肪總攝取量，對控制體重及降低膽固醇量、維持心血管健康有很大關係。建議成年人每日的總卡路里攝取量，來自脂肪的應少於30%。避免高危食物，少吃油炸、高脂肪甜品及零食。

遠離反式脂肪

脂肪當中，反式脂肪對心血管健康影響最大。不但會提高壞膽固醇含量，還讓好膽固醇含量下降，增加心臟病及腦中風的風險。反式脂肪的形成是將不飽和油脂氫化，變成固體。常見於高溫油炸的食物，及加入牛油的食品，此類食品應少吃為妙。

注意飽和脂肪攝取量

飽和脂肪讓總膽固醇含量上升，即使食物標籤上註明不含膽固醇，也要留意有否含有飽和脂肪。建議每日熱量攝取量來自飽和脂肪的不多於 10%。肥肉、椰汁、椰油、全脂奶類及棕櫚油均含高飽和脂肪。

少吃高膽固醇食品

膽固醇存在於動物性食物中，蛋黃類、肥肉、內臟均含大量膽固醇，要儘量少吃；且成人每日應吸收少於 300 毫克的膽固醇。

多吃植物性蛋白及水溶性纖維食物

曾有實驗研究，把兩組人分為吃降膽固醇餐單及服用降膽固醇藥組別，結果顯示兩組人的降膽固醇成效非常接近，反映杏仁及水溶性纖維等食物，能有效降低膽固醇；建議可多吃燕麥、水果、蔬菜，以乾豆類、果仁類代替部分肉類。

多吃富含卵磷脂的食物

卵磷脂被稱為血管清道夫，能降低膽固醇，避免膽固醇凝結，預防血管堵塞、因動脈硬化造成的高血壓、腦中風、血栓症、狹心症。富含卵磷脂的食物有大豆及其製品、禽類、魚類等，不僅對於心腦血管病患者是極佳的食物，對那些很可能患上心血管病的「三高危險群」也有預防疾病的功效。

控制食量

飢飽適中，以七八分飽為宜。三餐應合理安排，早餐要豐富、午餐要飽、晚餐要少，清淡飲食。晚餐進食過飽，會刺激肝臟合成低密度脂蛋白和極低密度脂蛋白，造成膽固醇升高，誘發動脈硬化和冠心病。如果晚餐吃葷食多，害處更大。

戒菸少喝酒、常飲綠茶

少量飲酒有益心臟的觀點已被人接受，尤其喝少量的葡萄酒和啤酒。心血管病的患者飲酒應慎重，尤

其別喝烈酒、過量飲酒，會使紅血球受損，影響黏合力從而引起血栓。

茶葉可以預防動脈粥樣硬化，因含有豐富的茶色素、微量元素和維生素，其中茶色素已被證實有降血脂、降血黏度的作用。茶葉中含有豐富的黃烷醇，能改善血液膽固醇與磷脂的比例，減少冠狀動脈硬化斑塊的形成；兒茶素與咖啡因，則可使血管壁鬆弛，保持足夠的彈性，保持心臟的供血量。

充足的飲水

隨著年齡增長，體內的水分會逐漸減少，如不及時補充易造成體內水分失去平衡，引起血液中水分減少，血液黏度增高，血流緩慢，血流不暢，各組織獲得的氧氣和營養物質減少，體內廢物也難以排出。

遠離骨質疏鬆

　　許多人盲目補鈣，卻不曾想過如果補鈣不得法，骨質疏鬆同樣會產生。隨著年齡的增長，身體會逐漸老化，骨骼組織的鈣質會漸漸流失，如果骨質減少的速度過快，骨質密度降低，骨頭變得脆弱、容易折斷，就是骨質疏鬆症。

　　骨質疏鬆平時不會出現任何症狀，若是一旦跌倒，輕輕一碰、一扭，很容易發生骨折，嚴重的話會導致功能障礙和併發症，甚至危及生命。要想骨骼不那麼脆弱，就要從平時開始累積骨本。骨質疏鬆雖是一種自然現象，趁年輕時開始增加骨量儲備，阻止鈣質繼續流失，將來年紀大時，骨質疏鬆程度可大大減輕。

鈣儲存

鈣和骨骼形成密切相關，可以提前進行「鈣儲存」，健康的人在 20-30 歲間達到骨量儲存的高峰，體內的骨鈣存量最大；但從 30 歲到 50 歲，人體內的鈣存量就會平穩下降，而在 50 歲之後陡然下降，到了 70 多歲，骨鈣流失增多而鈣存量過低，就會發生骨質疏鬆。

適當補鈣，多吃含鈣食物

對於成年人來說，每天建議的鈣攝取量是 800 毫克。可以多喝牛奶及其他乳製品，多吃海產類、蝦米、綠葉蔬菜、果仁及乾果類等，避免太多肉類和鹽，過多蛋白質和鹽會加速鈣的流失。

多吃含維生素 D 的食物

要使體內攝取的鈣質能夠充分吸收，提高鈣的利用，必須補充適量的維生素 D。維生素 D 能調節體內鈣、磷代謝，促進鈣的吸收利用。除了魚肝油之外，

其他食物中維生素 D 的含量極低，香菇富含維生素
D，多吃香菇能補充維生素 D，在烹調前放到室外陽
光曬一曬，食用後效果會更好。

補充含鎂的食物

補鈣不補鎂，吃完就後悔。許多人只知維生素 D
能幫助鈣的吸收，卻往往不知道還要補充鎂。鈣與鎂
似一對雙胞胎兄弟，總是要成雙成對地出現，而且鈣
與鎂的比例為 2：1 時，是最利於鈣的吸收利用。

含鎂較多的食物有：堅果，例如杏仁、腰果、花
生等，黃豆、瓜子如葵花子、南瓜子等，穀物中特別
是黑麥、小米和大麥，海產品如鮪魚、鯖魚、小蝦、
龍蝦等。其他礦物質如磷、鈉等也在維持骨骼健康中
有重要作用。

控制飲食中鹽的攝取

飲食中鹽的攝取量，是鈣的排出量多寡的主要決
定因素。吃太鹹，尿鈣量增加，鈣的排出量就增多，
骨質發育不良，導致成年人骨質疏鬆症的發病機率增

高。如果是高血壓病人，導致骨質脫鈣的潛在危險就更大了。

要想完全遠離骨質疏鬆，單單依靠從飲食中補鈣是不夠的。研究發現，有些人儘管補充了大量的鈣或維生素 D，卻仍然會患上骨質疏鬆。所以要防止骨質疏鬆，還要經常進行運動與日曬。

多運動

要提高骨密度，防止鈣質流失、骨質疏鬆，必須讓身體骨骼承受一定的負荷，才能使鈣質有效地吸收於骨組織中。也就是說適量增加運動量，使骨骼承重，才能有助於防止骨質疏鬆，提高補鈣的效果。

適量地負重和運動不僅直接對骨骼有強健作用，而且運動使肌肉收縮，不斷地對骨質生長和重建有積極效應。骨細胞對這種機械性刺激的反應，是激活、自我增生，並促進骨細胞的有絲分裂，刺激骨組織對體內攝取的鈣及其他礦物質的充分吸收和利用，達到防止骨質疏鬆的目的。

運動可使全身和骨骼的血液循環明顯加快，肌肉

的收縮、舒張，對骨骼有直接刺激作用，這些都能阻止和減慢骨質疏鬆的進程。一般人可以結合自身情況，選擇慢跑、快走、騎車、跳繩、登高、仰臥起坐、舉啞鈴、網球等運動，每周做 5 次，每次 30 分鐘的運動，使骨組織承受體重的負荷，使肌肉收縮活動，對延遲骨質疏鬆大有好處。

如果已經患有骨質疏鬆，為了防止運動中出現意外傷害，可以選擇活動量小、以上下運動為主的項目，譬如原地踏步、行走、慢跑等。病情嚴重者，單做肌肉收縮如活動肩、肘、腕、手指、踝及膝部等關節抗阻力的伸屈運動，也能達到運動的目的。

多曬太陽

陽光中的紫外線，能夠促進生成活性維生素 D，對於防治骨質疏鬆有很大好處。但偶爾曬太陽是不夠的，最好每天接受日光照射，時間約半小時。曬太陽的時間和程度，要考慮到季節、居住地、膚色等因素的差異性。尤其是夏天，老人們上午十點前，下午四點後，出門散步曬曬太陽沒關係，不能因為怕曬而整

天不出門。

　　冬季別因怕冷不出門，尤其是在潮濕的地區，陰鬱濕冷氣候不僅不利於維生素 D 的合成，還容易引起風濕，也是可能導致骨質疏鬆的原因之一。所以，冬季時只要出太陽，到戶外走走活動活動好處多多。

　　不少人喜歡吃保健品來補鈣，認為這樣對鈣的吸收更快，其實日常膳食補鈣更安全，也更容易吸收。如果經過檢查發現日常飲食確實無法滿足身體對鈣的需要，應該要在醫師的指導下，看是否需要服用多少劑量的鈣片或補充什麼樣的保健食品。有部分補鈣產品的廠商，號稱以簡單儀器、免費為消費者快速測量是否有骨鬆狀況，這其實是不科學的；若想知道自己缺鈣與否，必須到醫院由醫師做專業的檢查與判讀，才能有明確的診斷。

請人吃飯，不如請人「出汗」

正常飲食加上適當運動，才是保持健康的有效方法，因此請親朋好友吃頓飯，不如請大家一起走進大自然活動活動、出身汗，聯誼加運動一舉兩得，這實在是比坐在餐廳大魚大肉、大吃大喝更健康，對大家都有益無害。

運動，要有方法

運動也好，在健身房健身也好，切忌不做熱身運動就直接開始。熱身能伸展肌肉、肌腱、關節，加快血液循環，為身體接下來的大量運動做足夠的準備。經過熱身之後，運動才算正式開始。通常健身房提供多樣選擇，怎樣根據自身的情況選擇健身方式就十分重要。

跑步機

作為一個新手，在健身教練指導下，首先認識跑步機。跑步機是訓練有氧功能，使人的心肺功能協調，每次心跳能將更多的血液輸送全身。能使關節、肌肉和韌帶變得更靈活、能消除脂肪。跑步機對於那些想改善血液中帶氧功能和體型的人非常適合。跑步機的技術要求不高，關鍵是要保持正確的跑步姿勢。

跑步機的運動量屬於中等，危險度不高，但最容易發生的狀況，是人的步伐與跑步機不一致，導致摔倒。在器械啟動時最好聚精會神，眼睛要看正前方，和腳尖的方向保持一致，否則就有飛出去的危險。使用時要注意腳部關節，別因過度造成損傷，每 30 分鐘便略作休息。

健身單車

固定的健身自行車，主要訓練下半身的肌肉，特別是下背部、膝蓋後的肌肉和小腿為主，是訓練心肺帶氧能力的運動之一。踏得快同時也是全身運動，運

動量屬於中等，但在訓練時要注意水分的補充，新手在剛開始練習時，騎行速度不宜過快，時間一般為20-40分鐘，如果感覺疲勞，可以隔一段時間慢速騎1-2分鐘恢復體力。經過一個階段後，再逐漸增加運動的強度和持續時間。

健身操

健身操活動涉及全身每個關節，一節50分鐘左右，是循序漸進的有氧運動，可燃燒大量的脂肪，提高心肺功能，不失為減肥、保持體能和體型的首選。但是，如果患有心血管病、高血壓、糖尿病等，就不宜了。

有氧舞蹈

最大好處是訓練心肺功能，增強帶氧能力。一方面能消耗較多的熱量，另一方面能增加人體的協調性，髖部動作很多。有氧舞蹈由不同的動作組成，有不同的難度，一般來說運動量屬於中等到高等之間，比較適合身體狀況良好，運動神經比較發達的人。

如果進行劇烈的有氧舞蹈，跌倒著地時的力大約是體重的 7 倍，要注意安全措施，尤其是背部和膝部的安全，最好在鋪有軟墊的地上進行。

健身球

對於一些受限於體能、或年齡、或需要復健治療的人來說，無法做過於劇烈的運動，選擇健身球最大的作用，在於預防或治療腰背疾病。

腰背疼痛是當今許多人的常見毛病，大多是由不良姿勢、體重過重、運動缺乏，因腹肌力量弱而引發的肌肉緊張所造成的。現代人習慣久坐、缺乏活動，就更容易引起腰背疼痛。當人坐在健身球上，會自然而然地調整身體重心和平衡，增加脊柱的運動，增強背部力量，保持正確坐姿，利用健身球的彈性能糾正坐姿，增強腰腹部的肌肉力量，以提高柔韌性、力量、平衡、姿態、心肺功能。

擺脫「電腦病」

當人們享受著電腦和網路帶來的無限便捷時，卻常常會在不知不覺中付出了健康的代價。手指灼痛、手腳麻木、表情僵硬、皮膚和視力每況愈下……種種「電腦病」接踵而來。電腦病在早期防治效果最好，一旦到了晚期，大多都需要手術治療。

滑鼠手

長期使用電腦的人會發現，在手持滑鼠時，總是反覆機械化地集中活動，會逐漸感覺到手部麻木、灼痛、腕關節腫脹，手部動作不靈活甚至無力等，進行這種單調輕微的活動，還會拉傷手腕的韌帶，導致周圍神經損傷或受壓迫。這就是俗稱的「滑鼠手」。

要防止滑鼠手症狀的出現，每次使用電腦時需要

和運動前暖身一樣，先讓手指做做活動。先用力握拳，持續 10 秒後放開，然後活動肢體和全身，使上肢和手活動開，增加血液循環供應。在使用滑鼠的過程中，也要保持正確的姿勢，手臂不要懸空，移動滑鼠時不要用腕力而儘量靠臂力做，不要過於用力敲打鍵盤及滑鼠的按鍵。滑鼠最好選用弧度大、接觸面寬的，這樣有助於力的分解。

鍵盤腕

　　長期從事電腦打字工作、敲擊鍵盤的人，每隔一段時間，最好對自己的手掌、手指和手腕做做自我檢測，將兩手擱在桌子上，前臂與桌面垂直，兩手腕自然屈掌下垂大約一分鐘，如果發現食指和中指出現麻木現象，就很有可能是俗稱的「鍵盤腕」。鍵盤腕在醫學上稱為「腕遂道症候群」，主要症狀表現為手腕、拇指、食指及中指的麻木和疼痛，常會感到拇指笨拙無力，拇指、食指、中指感覺遲鈍和異常等症狀，這都是長期敲擊鍵盤所造成的損傷。

　　如果經過自我檢測，發現有鍵盤腕的症狀，就要

多加注意，嚴重的要及時就醫。即使還沒有出現這種症狀，只要是長期操作電腦者，打字時要將腕部墊起，避免懸腕操作。工作一小時左右應作短暫的休息，同時活動一下腕部。

頸肩腰背痛

當長期坐著面對電腦工作，常常會因為過於聚精會神而忽略錯誤的姿勢，久而久之，頸部、肩部、腰背部都會發生疼痛。要預防這些疼痛和損傷，首先是坐姿要正確，選擇可調節高度的座椅，背部有完全的支撐，膝蓋約彎曲 90 度。當腰背部位感到疼痛時，可以用靠墊來緩解，但靠墊一定要放在腰部，放到背部是無效的。靠墊的厚度也要合適，不能太薄太軟，不要太厚和太硬，這樣起不到托起腰部的作用。如果是長時間的電腦操作，每隔 45 分鐘就應該起來做一下伸展運動，這樣對頸椎和腰椎都有益處；在工作期間別始終同一個姿勢，應該隔一會就變換姿勢，不斷地調整姿勢能緩解腰部的勞累，當覺得腰背部不勝負荷時，一定不要再堅持工作，片刻的休息也能有效地減

輕腰肌的勞損。

皮膚病

電腦與手有著充分的接觸，再加上有大量的靜電，容易積聚灰塵，如果操作電腦時間過長，很容易患上皮膚病。若不注意經常清洗，臉上可能會出現斑疹，嚴重時可致皮膚色素沉著。

視力受損

眼睛疲勞的最大原因在於過度使用，電腦操作加劇眼睛的疲勞，在操作電腦時，視線不斷在螢幕畫面、鍵盤、資料等三點之間移動，調節晶狀體的睫狀韌帶，會感到勞累。由於在聚精會神地進行操作時，眨眼的次數會有所下降，常常會增加眼睛的乾澀程度，也易導致眼睛的疲勞。

一旦感到眼睛酸痛，就應該立即暫停使用電腦，讓眼睛得到休息。平時操作電腦時，電腦螢幕的中心位置應與操作者胸部在同一水平線上，眼睛與螢幕距離應在 40-50 公分，身體不要與桌子靠得太近，肘部

保持自然彎曲。

記得常眨眼睛，以便潤滑雙眼；連續使用電腦一小時，必須休息雙眼。中度電腦使用者，常喝一杯菊花茶，不僅能防止輻射，還能清心明目。

電腦旁擺放物品法則

不宜擺放零食與飲料，一定要避免在鍵盤上吃東西，因為食物不僅可能造成電腦的輻射污染，而且食物的碎片進入鍵盤中，造成骯髒不易清理，還可能堵塞電路。

適宜擺放一杯熱水，水能增加周邊濕度，以減輕眼睛不適的情形。放盆仙人掌在電腦旁，可以幫助人體儘量少吸收所釋放出的輻射。

不正確的駕駛姿勢和習慣
也會影響健康

有車一族，有些沒緣由的痠痛，常常是因為不正確的駕駛姿勢和習慣而引發的。所以車主在駕駛過程需多留意這些狀況：

顛簸

高速行駛在公路上，難免產生劇烈顛簸和震動，這種震動如持久地作用於人體，會使腦血管產生痙攣，從而引起頭痛、目眩、噁心、嘔吐、耳鳴等症狀。

超速，誘發冠心病

車輛行駛的速度越快，精神就越緊張，大腦皮質高度興奮，腎上腺素類物質分泌增多，促使心跳加快。如車輛速度每小時超過 80 公里，每分鐘心跳率會

增至 100-110 次；車輛行駛時速達 120 公里上時，心跳率會超過每分鐘 110 次。若長時間高速奔馳，影響心血管功能外，還容易誘發冠心病。

噪聲性耳聾

引擎運轉、喇叭聲、所載物體的震動等，都可產生不同強度的噪音。特別是長途貨運司機，長年在噪音轟炸下，易產生噪聲性耳聾；在開車時出現聽力下降，如不開車一段時間，聽力又會逐漸恢復。但長期反覆接觸噪音，就會造成聽力明顯損害，不能完全恢復，導致雙側不可逆性耳聾。建議車主應在不妨礙駕駛且安全的情況下，關閉車窗，或在車上播放舒緩的音樂。

視力疲勞症候群

駕駛人在開車時，眼睛時刻都要注視路面的情況。倘若汽車的擋風玻璃模糊不清，便會直接影響司機的視力，導致視力疲勞症候群，即在開車過程中出現頭暈、視物模糊、兩眼脹痛等症狀。建議車主可以在車停後多眺望一下遠處或綠色植物，緩解眼部疲勞。

職業駕駛人小心脂肪肝

脂肪肝的成因是吃飯時間不規律，暴飲暴食；吃飯時間不正常外，宵夜卻是省不了。油膩食物下肚，又缺少運動，脂肪肝很容易就形成，自己卻不一定知道。

頸椎病

駕駛人長時間開車，常保持同一個姿勢，眼睛盯牢前方，脖子挺直，容易導致頸部肌肉痙攣，發生頸椎微錯位，壓迫、刺激神經，出現頭部、肩部、上肢等處疼痛、發脹。開車時間越長，得頸椎病的機率就越高。建議開車時要保持體位正確、多運動，沒事的時候多活動活動脖子。一般連續開車一個小時，需要定時地去活動脖子。等紅燈時，頭部向左、向右旋轉各十餘次，可預防頸椎病。

前列腺增生

前列腺增生又叫前列腺肥大。主要是由於長期坐

著，小便時間不正常，發生長期的尿瀦留，加速臟器
的退化。長途駕駛時上廁所一直是個問題，建議車主
腦子裡要多掌握「廁所地圖」，不要憋尿。

　　天冷的時候要注意局部保暖，可以在駕駛座上加
個厚一點的墊子。為了健康，車主平時應多做些放鬆
練習，如深呼吸、握拳再打開手掌等。如果長途行
車，中途務必找時間停下來休息、喝喝水。車上的座
椅和靠背要儘量柔軟舒適，富有彈性，以緩衝震動對
人體的影響。

預防阿滋海默症

有關調查數據顯示，在過去的二十年間，阿滋海默症患病年齡悄悄地年輕了 10 歲，許多覺得自己還健康得很的中年人，都開始出現輕度的認知障礙，其中最突出的症狀就是記憶力嚴重衰退。這是因為阿滋海默症的病理改變往往在中年時期就已經存在，只是沒有症狀或者症狀極輕微而無法覺察，也無法從營養和日常生活中進行治療，從而導致病症越來越嚴重。要預防老年認知障礙症，一定要從中年時期就開始做好準備。

飲食均衡

要預防認知能力退化，多吃富含蛋白質及含維生素 A、B 群維生素、維生素 C、維生素 E 的食物，如：

牛奶、豆製品、新鮮蔬菜、水果、瘦肉、魚、蛋、粗纖維食品等，以保證腦組織需要的營養。一定要少吃含鋁的食物，比如油條、粉絲等，如果攝取過多，會使腦組織中的鋁沉積過多，常常使人記憶力減退、智力低下、行動遲鈍，還會加速衰老。

適度運動

運動能活躍大腦，改善大腦的認知功能。適當的運動，不僅可以降低腦中風發生機率，還可促進神經生長素的產生，預防大腦退化。即使有些人不宜進行劇烈的運動，無法進行整體性的全身活動，但也可以盡量多活動手指。不僅身體要運動，還要勤動腦，保持頭腦靈敏，運動腦細胞反應速度。根據統計，整天無所事事的人，患阿滋海默症的機率比一般人更高。保持年輕的心，對新興事物保持興趣和好奇心，也是防止智力減退的重要因素之一。

戒菸限酒

喝酒過度會導致肝功能障礙，引起腦功能異常。

菸酒成癮，可能引起思維過程嚴重退化，造成智力功能的極大損傷，嚴重者還會出現思維中斷、記憶檢索障礙等。研究證實一天喝酒超過 300 毫升以上的人，比起一般人更容易患阿滋海默症。

少看電視多看書

多多看書讀報，有條件的還可以適度寫寫字。看書、讀報、寫作，對大腦活躍是有好處的。而看電視接受資訊的方式卻過於被動，使大腦功能退化越來越嚴重。

多參加社團活動

如果老人家平時比較清閒，最好不要整天待在家裡，而應該多參加一些社團活動，比如舞蹈、太極拳、書法、國畫、唱歌等，培養廣泛的愛好與興趣；也可以做一些複雜精巧的手指活動如演奏樂器等，都會促進大腦活力，預防認知功能退化。打麻將也能預防大腦退化，遊戲間牌友的交流能訓練反應能力和記憶力，但必須有所節制，不要沉迷。

　　人到中年，若發現自己健忘情況嚴重，有些事即使刻意去記都還會忘記，事後也想不起來，甚至影響了工作和生活，最好是到醫院做個檢查，千萬不要礙於面子，馬虎了事。因為這是一個危險信號，早期治療可以延緩阿滋海默症的發生或發展。

　　如果有家族遺傳史，要加倍重視。引起阿滋海默症的原因複雜，醫學界普遍認為是多重因素相互作用的結果，父母或兄弟中有阿滋海默症者，本人患阿滋海默症的可能性要比無家族史者高出 4 倍。

防範頸椎病

　　頸椎病原本是一種老年性疾病，但是近年來不少人在中年就開始罹患此病。頸後部肌肉和韌帶易受移位和過勞損傷，椎體前緣相互磨損、增生，再加上扭轉、側屈過度，輕者疼痛不止，重者可致殘。

　　患上頸椎病是因為生活習慣不當引起，尤其是長期低頭伏案工作的人，頸椎長時間處於屈曲位，不僅使頸椎間盤內的壓力增高，也使頸部肌肉長期處於非協調受力狀態，發生頸椎病。如果能及早避免和預防致病因素，可以推延頸椎病的發生。

調整睡眠狀態

　　睡眠狀態對於頸椎來說非常重要，睡眠姿勢不當會加劇頸椎盤內壓力，使頸椎周圍韌帶、肌肉疲勞，

誘發頸椎病。睡眠體位應使胸部、腰部保持自然曲度，雙髖、雙膝呈屈曲狀，使全身肌肉放鬆。

床應選擇保持脊柱平衡，枕頭是頸椎的保護工具之一，一定要符合頸部的人體工學要求。人在熟睡後，頸肩部肌肉完全放鬆，只靠椎間韌帶和關節囊的彈性束維護椎間結構的正常關係。如果長期使用高度不合適的枕頭，使頸椎某處屈曲過度，會將此處的韌帶、關節囊牽長損傷，從而導致頸椎失穩，發生關節錯位，發展成頸椎病。

為了使頸椎在睡眠中保持正常生理曲線，枕頭的高度要適中，形狀最好是以中間低、兩端高的元寶形為佳，這種形狀優點是對頸部可以有相對的制動作用。

改善不良工作姿勢

長期伏案工作，或者面對電腦工作一整天的人，必須糾正與改變不良的姿勢。不良體位會導致椎間盤內壓增高引起一系列症狀。讀書寫字 30 分鐘後，應該活動頸部，抬頭遠視半分鐘，有利於緩解頸肌緊張，也可消除眼睛疲勞。記得調整桌面高度或者傾斜度，

達到視覺和頭部都感到舒適。可以自製一塊與桌面呈10-30度的斜面工作板，伏案工作時能減少頸椎前屈和頸椎間隙內壓力。

為了加強頸肩部肌肉的運動，在工作時間的間歇，可以做轉頭及雙上肢的前屈、後伸及旋轉運動，既能緩解疲勞，又能使肌肉韌度增強，有利於頸段脊柱的穩定性，增強頸肩順應頸部突然變化的能力。

糾正生活中的不良姿勢

頸肩部軟組織慢性勞損，是發生頸椎病的病理基礎，在生活中的不良姿勢，比如有人喜歡俯臥，為了呼吸，只能將頭扭向一邊，這樣會發生 1-4 節頸椎扭傷。頸軸側彎，達到失代償時，出現頭昏、頭痛和眼、耳、鼻、喉等症狀。由於損傷頸椎的正常力學失衡，會加速各頸椎的椎間盤退化；有人平時姿勢尚好，但當看小說、看電視時，習慣把頭靠在床欄杆上或沙發扶手上，造成屈頸屈背扭腰等，這樣會因脊柱椎間韌帶損傷，而致該段脊柱失穩。

注意預防頭、頸、肩部的外傷

頭頸部扭傷、跌傷、撞擊……都很容易導致頸椎及其周圍軟組織受傷，直接或間接引起頸椎病，一旦發生要及時檢查和徹底治療。有些外傷是不易引起人們注意的，比如坐車打瞌睡，遇到緊急煞車，頭部突然後仰，就可能造成頸椎揮鞭性損傷。有些人運動方法不得要領，或是不重視運動前的暖身，都可能造成運動傷害。

平時做些適度的自我牽引運動

當頸部感到痠痛或肩背、上肢有放射痛時，可以自我牽引頸部改善症狀，方法是：雙手十指交叉合攏置於枕頸部，將頭後仰，雙手逐漸用力向頭頂方向持續牽引 10 秒鐘左右，連續 3-5 次。

步入中老年，無論家居還是外出，都要重視枕頭的使用；天氣寒冷時要注意頸腰部保暖，冬天注意防止頸肩受寒，尤其睡眠時頸肩部要保暖，以避免因冷刺激而發生落枕，誘發頸椎病和肩周炎。

睡眠好品質，能延年益壽

隨著年齡的增長，內分泌功能發生變化，對於睡眠有促進作用的松果體素分泌量和峰值出現異常，而容易引起覺醒激素——腎上腺皮質激素的分泌量逐步增多，睡眠時間會從中年開始逐漸減少。

許多人會慢慢發現自己的睡眠狀況越來越差，加上平時生活不規律，造就了睡眠越來越糟的惡性循環。人體的代謝在夜間最為旺盛，血液供應也是在睡眠時最為充足。此時人體的肌肉、內臟器官尤其是消耗系統，處於相對平靜狀態，為身體提供充足的營養和氧氣。如果睡眠長期不規律或是缺乏睡眠，很容易引起免疫力下降、情緒煩躁、精神焦慮，並易引發高血壓、心理疾患，甚至會導致猝死。睡眠不規律、休息不夠，對於人體臟器、組織都非常不利。

　　一般來說，正常的成年人每天至少要睡足 7 小時，但也不必強求，應由每個人個體差異來決定。有些人入睡快而睡眠深，睡足 6 小時就覺得神清氣爽，而有些人入睡慢且淺睡很多，可能需要睡上 9-10 小時。每個人有不同的生理節奏，睡眠的時數因人而異，關鍵是白天避免休息時間過長，影響夜間睡眠。工作繁忙的人要注意午休，最好能小睡片刻。

　　睡眠雖好，卻也不是無節制的，每天若睡眠時間過長，不僅影響到工作和生活，還會使身體變胖、無所事事、萎靡不振，甚至有些人越睡越想睡，這與睡眠質量有很大的關係；要想提高睡眠質量，是有方法可循的：

提高睡眠質量的食物

　　紅棗、百合、小米粥、核桃、蜂蜜、葵花子等，記得晚餐不要吃得太撐或太少，應該吃得清淡容易消化，睡前至少 3 小時內不要吃東西，以免加重胃腸負擔。刺激性的食物儘量避免，尤其是咖啡、巧克力、可樂、茶和酒等，以免因精神興奮或頻尿影響睡眠。

營造良好的睡眠環境

舒適、安靜的睡眠環境，是高質量睡眠不可缺的條件，睡前最好開窗通氣，讓室內空氣清新，氧氣充足。要關燈睡覺，因為生理時鐘是靠外界的光源、溫度等判斷時間，開燈睡覺會有所影響，黑暗可以幫助大腦松果體產生松果體素，這是一種促使人睡眠的激素。

選擇右側臥的姿勢最有利於睡眠，可以幫助肌肉組織鬆弛，消除疲勞，幫助胃中食物朝十二指腸方向推動，能避免心臟受壓。尤其是有心臟病的人，如果覺得右側臥過久，可以調換為仰臥。舒展上下肢，將軀幹伸直，全身肌肉儘量放鬆，保持氣血通暢，呼吸自然平和。

嘗試裸睡

裸睡時肌肉能有效放鬆，沒有了衣服的隔絕，皮膚有通透的感覺，促進新陳代謝，加強皮脂腺和汗腺的分泌，有利皮脂排泄和再生。睡衣無論再怎樣寬鬆，總會在翻身時把人裹緊，沒了衣服束縛，身體自

然放鬆，血流通暢，有助於進入深層次睡眠。

睡前梳梳頭

睡前梳頭，梳齒對頭皮的刺激作用能促使頭皮血流通暢，頭皮發熱，提高睡眠質量，預防失眠。注意要用乾淨的木梳或牛角梳，整個頭皮都要梳到，從前額的髮際向後梳，再沿後髮際向前梳的順序，然後從左、右耳方向分別反向梳理，最後讓頭髮向四面披散開來梳理。

睡前泡腳

睡前浴足本來就有安眠的作用，每天睡前，在溫熱水中加些醋來浸泡雙腳，能使腳部血管擴張，促進機體的血液循環，引導氣血下行治療睡眠障礙。對失眠、多夢、早醒等睡眠障礙有輔助治療作用。但要注意，一定要選用優質醋，禁用化學醋。泡腳具體方式是：每晚睡前將 60℃左右的熱水 2500 毫升倒入盆中，加食用醋 150 毫升，浸泡雙腳即可。

按摩助眠

泡完腳之後，如果能做適當的按摩效果更好。首先將足底搓熱，再搓足背及足部內外側。然後洗個手做做面部按摩。先用拇指、食指輕揉鼻頭，再用兩手食指和中指自鼻兩側和額部正中間向兩側輕輕抹擦，都對睡眠有好處。

睡前來杯牛奶

睡前一小時可以喝杯牛奶。牛奶中含有促進睡眠的 L- 色氨酸。若能加點蜂蜜，蜜中的葡萄糖、維生素、鎂、磷、鈣可以調節神經系統功能，緩解神經緊張，促進睡眠。而且有助於整夜保持血糖平衡，避免早醒。但注意不能多喝，以免晚上夜尿過多，影響睡眠質量，或者在黑暗中夜尿發生事故。

但這些方法，都只能適用於一般輕度失眠者，如果發現自己長期嚴重失眠，使用了各種方法都不奏效，要去醫院進行檢查。如果是病理原因，針對疾病進行治療，從病根上解除失眠的根源；如果是重度失

眠，也應在醫生的指導下治療和服藥，不要自己盲目亂服安眠藥。

第六章

二分外八分內

淡泊才能養生
快樂才是生活

　　諸葛亮在《誡子書》中有句名言：「非淡泊無以明志，非寧靜無以致遠。」淡泊明志，可品味人生、領略人生、頓悟人生；寧靜致遠，則讓人心靜如水，胸襟開闊，達到物我兩忘的空靈境界。

　　有些性情生就平淡的老人，退休後很快就能調適過來，而大部分老人對於落差較大的晚年生活，或多或少有適應障礙，不容易保持一顆平常心，往往產生焦慮、憂愁、煩惱等不良情緒，導致多種身心疾病而影響健康。老年人要想活得健康灑脫些，需要培養淡泊寧靜的心態：

淡泊名利

　　名利本是身外之物，生不帶來，死不帶去。有些

老年人「人老心不老」，仍追名逐利熱衷頭銜、虛職，把名利當作包袱來背，會越背越沉重，壓得自己喘不過氣，擾亂了心理平衡、寢食不安，何苦呢？

有的老年人一把年紀，仍風風火火對事業滿懷激昂鬥志，這看似好事，但闖事業本就是有風險，老年人如不先做好準備，成功了笑逐顏開，失敗就像霜打的茄子，身心受到致命打擊，就不足取了。換個角度看，嘗試了，盡力了，也就無悔了，沉醉於事業的過程，不也是很美好的嗎？

上海市文史研究館館員范韌庵老先生，是北宋大文學家范仲淹的第 29 世孫，在 92 歲高齡時，依然面容清癯，精神矍鑠，說起話來思路清晰。他的養生之道，就是從諸葛亮的《誡子書》中概括出來的八字訣：淡泊、寧靜、不怠、不躁。進入老年以後的范韌庵，沒有「人老珠黃不值錢」的感慨，也沒有「歲月不饒人」的無奈。相反，他為自己制定了一個個生活目標，不怠惰，不浮躁，腳踏實地地履行著《誡子書》中的八字訣。

退休後的 30 年，范韌庵老先生參與編撰了多部大

型書法工具書。72 歲出版《中國美術辭典》一書，被臺灣出版界翻印；75 歲完成《中國行書大字典》和《中華書法篆刻大辭典》；76 歲出版《中國隸書大字典》，還出畫集、書法集、詩集，到全國各地旅遊寫生。范韌庵老先生以淡泊的情懷積極生活，贏取了事業和健康的雙豐收。

淡忘年齡

老年人忌諱談論年紀，易產生恐懼，尤其害怕過生日，每過一次生日，感覺離「往生」不遠了。老年人時常把老了、不中用了⋯⋯掛在嘴邊，這是情感的反映，和坐待人生結束的消極心態。念念不忘年齡，又能怎麼樣呢？是不是時光列車就此停滯了？既然不能，那麼不如索性豁達些，任時光飛逝，只管開開心心地活在當下就好，快樂一天就賺一天，從心理的囚籠中將自己解放出來，老年人同樣能煥發青春。

淡忘疾病

人老了，總難免會有病纏上身，如高血壓、糖尿

病、支氣管炎、關節疼痛等。患病的老年人要特別注意心理調節，不悲觀，不焦慮，不消極，該吃藥時就吃藥，該注意哪些生活細節就嚴加注意，把疾病看成個普通朋友，淡然相處，自然有利於戰勝病魔。養生領域不是有句老話叫作「人強人欺病，人弱病欺人」嗎？

老年人切莫把疾病揣在心中，時刻提醒自己已是老朽。莊子說：「養老者忘形。」是說要保持身心健康應忘卻自己衰老形體的存在。如此一來，以一顆平常心看待疾病，就什麼也不怕了。

淡薄情懷

一切喜怒哀樂之事，都宜淡然若忘，遇事不較真，使神情超脫，不自擾、不自卑、不沉淪，做到視有若無，豁達寬度。有些老年人，六七十歲了，依然肝火旺盛，脾氣火爆，總愛和人論理爭長短，惹不得，其實就是缺乏淡薄情懷。在這一點上，還真得向《紅樓夢》中的劉姥姥學習，劉姥姥不過是鄉下一村婦，守著三畝薄田過活，一輩子飽經滄桑。但她擁有

一顆知足常樂的平常心，她心胸開闊，不記怨仇，不去攀比。即使鳳姐、鴛鴦等人拿她取笑戲弄，她仍然豁達地說：「咱們哄著老太太開個心，有什麼可惱的……不過大家取個笑。」她的大度、灑脫由此可見一斑。

淡水交友

古人說：「君子之交淡如水。」老年人交朋友，也要遵循這一古訓。能交到一兩個知己，好處就更多了，有助於消除失落感、孤獨感和寂寞感。交朋友要有原則性，朋友重在志同道合，不在禮尚往來，而在感情交流，互相幫助，取長補短，增加樂趣，這樣才會使晚年生活更充實、更愜意、更快樂。

少操閒心

有些老年人愛瞎操心，鄰居的事、子女的事、親戚朋友的事，事事都要替人家操操心，分析研究，不懂得不應管人家的生活，即便是子女也一樣。年輕人有自己的生活方式和價值觀，孩子們的事，相信他們

能處理好，老年人睜一隻眼閉一隻眼就好，不要倚老賣老、發號施令，不搞家長作風、指手畫腳。有些事可以輕描淡寫帶過，有些事可裝聾作啞，糊塗一點，瀟灑一點，快樂也就多一點。

安心邁過更年期

　　有句老話：「五十而知天命。」是說人活到 50 歲就能知道天地萬物的道理，能夠掌握自己的命運。然而，從實際情況來看，50 歲恰恰是一個多事之秋，因為大多數人已經或者即將進入人生的更年期。

　　典型的更年期形象，多半是衝著女性來，脾氣暴躁、性情古怪、嘮嘮叨叨、情緒緊張、不可理喻……其實，更年期男女都有，只是女性由於生理現象的特殊變化，使得她們在心理和情緒上要比男性表現得更明顯些罷了。

　　更年期是生命周期從中年步入老年的一個過渡，身體會產生分水嶺般的變化，女性在 45-50 歲進入更年期，卵巢功能開始衰退，雌激素水平下降，月經逐步停止，乳房萎縮、腋毛、陰毛脫落、黃體功能消

失。隨著生殖系統和內分泌系統的全面退化，身體各功能的調適能力和抵抗力也隨之下降，繼而出現面色潮紅、出汗、心悸、疲乏、頭暈等一系列生理反應。

更年期容易引起心理風暴

身心永遠是一體的，當身體發生了改變，心態的平衡自然也會遭到破壞，許多更年期女性會產生焦慮，很小刺激，就能引起她強烈的情緒波動，愛生氣、易產生敵對情緒，看誰都不順眼，注意力難以集中。強烈關注自己身體，稍有不舒服就主觀臆斷自己得了大病，情緒消沉，怕衰老，擔心記憶力減退，喜歡灰色的回憶。行為方式與從前判若兩人，變得多疑、自私、嘮嘮叨叨、容易急躁甚至不近人情。無端的心煩意亂，有時又容易興奮，有時又傷感，孤獨和絕望，把人際關係弄得極不協調。

男性的更年期稍微比女性晚一些，在 50-60 歲，荷爾蒙減退逐漸出現泌尿生殖道萎縮，易出現尿頻、尿急或尿失禁，甚至膀胱炎反覆發作等，同時伴有注意力不集中、記憶力下降、倦怠、頭痛等症狀。這階

段男性的心理特徵常表現為精神緊張、焦慮、煩躁、情緒低沉、高度緊迫感，特別關心個人及家人的健康，身體稍有不適，便四處求醫，生怕惡化成大病。而且，對工作或家中的事情特別操心，事無鉅細都要一一過問。

更年期讓人有垂暮之感，覺得自己只有過去沒有未來，對死亡的態度有表現或是避之不談、懼怕、或無所謂或寧願早死早超生。這與個人的身體好壞、家庭情況、工作環境和生活態度，經濟條件及文化水平等有關係。

這些變化有的會同時集中在一個人身上，有的人則僅有一小部分而已，個別差異十分明顯。這與每個人的生活條件、自身經歷、健康狀況、教育文化水平、自我修養、社經地位、生活環境及道德準繩有密切相關。更年期心理變化越大，越不利於身心健康。

生命衰老問題，是一個永恆的問題；更年期的某些生理與心理的失調是暫時性的、功能性的，不必驚恐不安，自亂陣腳，建立良好的心理狀態，是順利度過更年期最重要的心理條件。盡可能培養自己成為樂

觀、風趣、詼諧、幽默、性格開朗的人。處事待人寬厚為懷、不斤斤計較、患得患失，任何事情都能拿得起、放得下。人生在世，除了身體健康、家庭圓滿、工作順利，其他的都是小事，不必計較。記得培養廣泛興趣，讓生活多姿多彩，能有效排遣憂傷情緒，且可從成績表現中看到學有所成的價值，並引以為樂。

學會轉移負面情緒

當傷心、焦慮、生氣時，應設法自我調適，出去看場電影、聽聽音樂、走親訪友、結伴郊遊等，將負面情緒消化掉，利於保持精神愉快。多主動與人來往，交往中可以相互交換觀點與想法，尤其是遇到氣悶的事時，有朋友可講出來，既解了內心的憂煩，又能得到朋友的幫助、安慰、理解，心情會好很多。但不要太苛求他人，避免產生緊張的人際關係。

如果感到工作或生活壓力太重，不要勉強行事，應重新安排，抓大放小，先急後緩。事實上，能夠使更年期心情愉悅的方法措施很多，關鍵就是看當遇到某些不愉快的事時，能否正確積極地去處理對待。如

果寵辱不驚，以一種閒看庭前花開花落的淡然心態看
待生命變化，單憑樂觀豁達，就能平穩度過更年期，
生活得更有品質。

退休，人生的另一個開端

　　退休，是人生的重要轉折，生活規則重整，由為工作操勞奔波轉過清閒的日子。對這有些人，會出現適應上的障礙。心甘情願退休的人，多半興致勃勃地規劃銀髮生涯。而迫於現實不得不退休的人，由於工作壓力消失、作息時間改變、人際關係萎縮，導致失落感很重、手足無措、煩躁不安，甚至還會引發身心失調，出現反常行為，這就是所謂的退休症候群。

　　老年問題研究專家認為，老年人退休後，需要面對很多新的情況。有些情況會令老人感到受了刺激，心理學上把這種情況叫作「應激」。應激，是一種自然的現象，就好像人一下子嗅到冷空氣，就會不由自主地打噴嚏一樣。退休老人如能在退休前做好心理準備，早日形成一套與退休角色相適應的生活模式，就

能平淡坦然地度過退休期，也就不會因角色中斷而產生失落感和孤獨感，更不會有反常的行為發生。

退休後老年人的心理反應

由於突然離開工作崗位，離開了熟悉的環境和相處很久的同事，從而產生了一種難以言狀的懷舊、依戀感。有些老年人在職時具有一定的身分和地位，一旦從社會生活的位置上退休下來，說話沒有過去權威，辦事沒有過去順利，今非昔比，失落與惆悵感油然而生。且卸下了繁重的工作擔子，與從前的忙碌相比，自然會萌生無所事事的感覺。門前冷落車馬稀，更使得退休老人又添一層愁。

有些老人自尊心極強，很敏感、性多疑。別人稍有不同意見或遇到生活中的一丁點不愉快，就認為別人對自己不尊重，或自己在家庭和社會中的地位已下降等，因而變得心神不寧，疑慮重重。

隨著年事增高，體質減弱，時感力不從心，覺得衰老、不中用了，常發出風燭殘年的感嘆，甚至產生萬念俱灰、死亡臨近的焦慮和恐懼感。但是，也有些

人不服老，認為自己身體還好，精力旺盛，從內心深處不願意承認自己衰老，過於要求自己，爭強好勝。

美國心理學家認為，人的一生都在適應，學習充當新的社會角色，掌握新的行為模式，以適應新的生活。進入老年期以後，逐漸進入了一個「生物→心理→社會」的轉折期。老人由於功能衰退，社會角色改變，心理活動也會發生相應的變化。如果能順利適應這個變化，保持心理平衡，就能健康長壽。

對退休，要正向看待

老年人要消除「樹老根枯、日暮途窮」的消極心理，無論職場地位高低，人總有退休的一天，這是生命歷程中必然經歷的一件事。退休是將工作崗位讓給年輕人，有利於社會進步，「莫道桑榆晚，為霞尚滿天」，退休後，生活安排得當，又怎知不是「柳暗花明又一村」？

退休以後，壯年族群的人「社會中堅」角色即告結束，退休後將面臨一些新的角色轉換，對此應提前安排調適和心理建設，角色轉變的前瞻安排越有序，

對退休後的適應越主動有利。特別是那些曾身負重任的高階人員，更應如此。

退而不休，老有所用，離開職場的老人，一樣可觀察社會現象，參加社團活動，發揮自己的餘熱和特長。將自身專長延續、奉獻，有助於老人達到心理平衡，仍覺得自己有「用武之地」的被需要、並樂在其中。當然也可以輕鬆的去學些自己有興趣的新東西，不僅鍛鍊了大腦的思維、邏輯、想像、識別等功能，對大腦和感官、四肢肌肉、關節等的協調，都能得到鍛鍊。

心理健康的四忌

忌沉溺往昔

在閒暇時，偶爾追溯往事，懷故憶舊，無礙身心健康。如果終日沉湎於往昔嘆息感傷，消極地評價自己一生，勢必會增加寂寞、孤獨和抑鬱情緒。久而久之，使身心疾病發病率成倍增長。老年人回顧一生，要多看生命中的亮點，接受自己這一輩子過得是有價

值的。

忌多疑

有些老人常對某種沒有根據的事實偏信不疑，甚至偏執到喪失理智的地步。多疑則病，可使神經內分泌紊亂，引發多種疾病。

忌孤僻

老年人交往圈子相對縮小，容易與社會生活脫節。研究發現那些與外界隔絕、自我封閉，既無配偶又缺少朋友的老年人，其心臟病發病率和死亡率較高。因此老年人應特別注意人際交往，擴大社交範圍，結識新朋友，瞭解新資訊。尤其應多交年輕朋友，感受青春的活力，使自己也能充滿活力及創新精神。

忌消沉

認為年齡大了就應該頤養天年、坐享清福的想法並不全對。圖清閒，往往帶來倦怠和消沉。倦怠則不

思進取，大腦少用或不用就會發生萎縮，加速老化。專家指出，成千上萬的人過早地死於衰敗和神經活動的破壞，原因只是過早認為自己老了，以至於懶於活動，加速了衰老。老驥伏櫪，志在千里，烈士暮年，壯心不已，那些退休後又走入群眾，或擔任義工，或幫助其他需要幫助的人，用行動參與、熱愛生活，退而不休，多了身心健康的愉悅。

家人的體諒和幫助也很重要，尤其是老伴，老伴，老來相伴。作為相濡以沫幾十年的伴侶，常說貼心話，彼此商量一下如何安排幸福的晚年，退休老人的子女也要多體諒老年人，多與老年人聊天，用心幫助他們儘快適應退休後的新生活。

頤養之道
笑、俏、嘮、玩、跳

走過了風雨人生的大半輩子，養家糊口辛勤育子，老人回首一生，可謂含辛茹苦。如果能掌握「笑、俏、嘮、玩、跳」這五個字的快樂方針，身體力行去實踐，歡樂晚年不難。

笑

心理諮詢技能，有一個「歡笑療法」，笑的確是一個能促進心理健康的法寶。而且是不花錢、不費力，取之不竭的法寶。

明代養生家呂坤《呻吟語》認為：笑是「取諸自身」能健體長壽的「無價良藥」。當代蜀地老中醫羅明山117歲時，談到自己長壽體會，就是：「心胸宜開不宜鬱，鬱則百病生，開則百病除，就怕愁莫展，能求苦

中樂，笑笑便了卻。」

俏

　　就是要光鮮地打扮自己，不要覺得自己中老年了，也沒什麼應酬就疏於打扮。體面、整潔的服飾，可以讓人看起來神采奕奕，讚美聲會令人心情舒暢，看起來年輕好幾歲。因為人的「表」與「裡」有著天然、深刻的聯繫。時刻提醒自己注意精神容貌，時時以最好的形象展示人前，時間一久，會越來越愛自己，會越活越年輕。想像一個失去了整齊清潔之心的人，尤其是臉上有了些歲月的痕跡，衣衫邋遢形容枯槁的模樣，那多讓人掃興。

　　人老了，更得講究整潔，注意儀表，才能讓自己不顯得老氣橫秋。穿衣打扮有個法則，過了三十歲，人的打扮，要遵循小自己年齡十歲的原則；六十歲的人，照五十歲的感覺裝扮自己，雖然年齡不再年輕了，但人在心理上卻可以永遠年輕十歲，心情自然也輕快活潑起來了。

嘮

就是要多和老朋友聊天；喜樂事，合席同樂；哀傷事，眾友人善言以慰；惱怒事，集體智慧巧予消解；一腔濁氣盡從胸間散發出來，給心靈排排毒。

玩

玩，就是釋放天性，釋放童心。古話還說「老小、老小」呢！心理學專家認為，玩耍是人類潛在的精神需求，也是天賦特權，絕非是孩子們獨有。只是當人們成年後，種種社會規範約束、社會角色、家庭角色的制約，各種壓力，抑制了人們玩耍的天性。大人們總是太拿自己當個「成人」，當個「長輩」，習慣了緊繃著臉、端個架子，將多彩的赤子之心生活，過得乏味至極。

歐美的科技發明為什麼比中國要強？與他們重視玩、重視休閒娛樂有莫大關係。他們一年四季的節日，提供著讓人們各種盡情玩耍的理由，什麼萬聖節、愚人節、狂歡節、南瓜節等，無一不充滿了想

像，充滿了娛樂精神，不斷肯定玩耍的價值，肯定快樂對生命的意義。

可惜，中國的節日大概與中國的文化基因有關，稍嫌端莊了些。人到老年，不必再遵守職場上的條條框框，大可以放鬆自在地玩耍。保持一顆童心，做一個人見人愛的老頑童，豈不妙趣無窮！

《紅樓夢》裡的賈母，作為一位貴族婦女，玩的項目可謂雅俗皆有，賞花、賞雪、遊船是雅，猜謎、行酒令、說笑話是俗，一個熱愛生活懂得生活的老太太的形象自然呼之欲出，難怪這樣一個人物，會博得無數人的喜愛了。會玩、懂得玩，也是讓老人充滿活力的好方法。

跳

「跳一跳，少一少」，這個跳字就比較好理解，就是要老年人多運動，運動又分為文動和武動。文動是腦力活動，武動則是體力活動。二者相輔相成、優勢互補，缺一不可，也就是張弛有度，相互交融。

一個勤動腦的人，思維總比一般人要敏銳、靈

活；大千世界，其中的奧妙，讓人玩味無窮。從感性到理性在循序漸進的過程，還可多運用舉一反三的方式。這樣的動腦讓人其樂無窮。從醫學角度來講，勤動腦能延緩衰老，預防阿滋海默症。

中國的養生學，講究動靜平衡；能將體內酸性物質隨汗水排出。最好能選擇一兩項自己喜愛的運動，並堅持鍛鍊，比如打太極拳、做八段錦、打打各種球，不但提升了自己的意志，一身大汗舒筋活血運動後，沖個熱水澡，氣爽神清，何其快哉！

笑、俏、嘮、玩、跳這五字方，字字珠璣，是尋求快樂的黃金通道。若每一個字是一扇頤養天年之窗的話，無疑，一窗一景致，一窗一世界，這五扇窗將帶來莫大的快樂。

愛，是所向披靡

按國際心理衛生協會對心理健康的定義，心理健康有四個標的，分別是：

- 身體、智力、情緒十分協調。
- 適應環境，人際關係中彼此能謙讓。
- 有幸福感。
- 在職業工作中，能充分發揮自己的能力，過著高效生活。

這四個目標乍看似乎不難達到，但是在現實生活裡看看心理諮詢門診排隊預約的情形，看看公車、捷運等交通工具上乘客的淡漠表情，就知道這四個標準還很不容易做到。

仔細觀察一下周圍，會發現那些經常保持飽滿情緒和笑口常開的人，幾乎都是對社會、生活、工作、

同事和親人充滿愛意的人，他們的心理相對比較健康，比較陽光。相反，那些常常情緒低落、意志消沉或性情暴躁、孤僻、心胸狹窄的人，則大多對生活、工作、人際比較冷漠，心中缺少熱情，心理相對也不夠陽光。

愛，不單指情愛，還包括關懷、安慰、鼓勵、讚賞、讚揚、信任、幫助和支持等。愛包括接受、付出，付出的愛實際上指的是愛自己，愛別人與愛社會。愛自己，就應該做到自我調適，不自卑，不驕傲；愛別人，就應該做到寬容、忍耐、相讓；愛社會，則是願意奉獻，表達感激，盡力回報。只有愛和被愛相互交融，才能構成愛的全貌；若沒有愛，若吝嗇付出愛，人生也注定了孤獨荒涼。

現代心理學認為，比起經常得到愛的人，經常付出愛的人心理健康程度更高。善於關愛別人，被認為是一種促進心理平衡的行為方式。與被愛不同的是，付出的愛可以由自己主動掌握，可以源源不斷，在付出愛的同時，自己也能獲得持久的好心情。比如 2008 年的汶川大地震中，許多國內外的愛心人士，不遠萬

里親自奔赴災區，送糧，送錢，實施援救，在他們對
社會、對他人奉獻愛心時，也使自己的精神和心理獲
得無限的滿足。

　　精神分析學派締造者佛洛伊德說：「成人心理若不
健康，必定有一個不快樂的童年，很可能在童年期沒
有得到父母充足和正確的愛，那些沒有及時處理的情
緒，跟隨時間向前走，一路堆積，夾雜了些成長過程
中的其他問題，像滾雪球一樣越滾越大。」

　　研究證實，自幼缺乏父母之愛的孩子，與溫暖家
庭中長大的孩子相比，容易產生孤僻、冷漠、自卑、
焦慮、懦弱等異常表現，及程度不同的心理障礙，如
自閉，有攻擊性等。因此愛是確保兒童心理健康的首
要條件。

　　曾做過調查研究，失去配偶、沒有子女，又沒有
知心朋友的獨身者，即使物質生活條件很充裕，但與
生活在溫暖的親情與友情中人相比，他們更容易產生
消沉、冷漠、苦悶和憂鬱等情緒，連壽命也會大受影
響，甚至會因抑鬱而自殺。

　　愛是雙向的，要想得到別人的愛，必須自己先付

出。天堂和地獄的差別，就是天堂裡的每一個人都拿著一雙長筷子，夾可口的菜給對座的人吃，所以天堂裡一片歡笑，喜氣洋洋。地獄裡的人也拿著一雙長筷子，但只顧夾給自己吃，偏又吃不著，怨聲載道。要想擁有愛，想獲得彌足珍貴的愛，就先得在愛的存摺裡，存進大筆愛的基金，存得越多，不但越富有，也越可能得到更多的回報。

中老年人再婚的心理調適

再婚，對老年人來說，能有一個相互服持的「老伴」，理該是被祝福的，但也有些心理障礙待克服：

自卑

這是再婚後最容易出現的一種心理障礙；因自己的親蜜行為力不從心、日益下降，易使自我價值觀念扭曲，使黃昏之戀受到壓抑。

舊景再現

再婚夫妻在共同生活時，與前夫或前妻共處時相似的情境和感受，常在腦海中不請自來，無論是好是壞，會影響再婚夫妻的感情生活。

對比聯想

再婚配偶在朝夕相處的生活中，會由再婚配偶的優缺點聯想到前任的優點，心情失落難免。若再婚配偶比前任強，會覺得愉快、滿意；反之會引起自己「早知如此」的後悔。

對子女的負疚

這也是影響再婚的心理障礙。再婚家庭的缺陷是沒有血緣之愛，繼父母與繼子女之間即使心懷善意，也容易因瑣碎小事引起摩擦、矛盾，而怨恨一經產生，累積下往往很難消除。更何況有些繼父（母）對繼子女，確實比較冷酷、刻薄、凶狠。

一般來說，孩子們對父母再婚懷有強烈的抵觸情緒，孩子們總認為繼父不如生父，而繼母與生母更是無法相比！正因為如此，許多離異者在自己再婚的當天，就背上了沉重的十字架，覺得自己為了私欲而違背了孩子的心願，甚至給孩子帶來了某種傷害，這種心理作用如一片烏雲，遮住了再婚家庭的陽光，一旦

再婚配偶與自己親生子女發生衝突，則會促使自己不分青紅皂白地站在親生子女一方，這對婚姻的打擊將是致命的。

與繼子女難貼心相容

身為繼父母要能對繼子女從有戒心、觀望、到相互包容、接納的轉變，需要花費相當長的時間。一部分繼父(母)甚至不能走過這個轉變，從心理上厭惡繼子女是橫在夫妻間的「第三者」，妨礙、威脅著夫妻關係。少數繼父母仇視繼子女的原因之一，就是長得像其親生父母，覺得再婚配偶的前夫或前妻的影子時刻在眼前晃蕩。

再婚後出現一些情感障礙，引起不少心理衝突和家庭戰爭，是正常現象。再婚配偶不必為此背上沉重壓力，而應以積極的心態去尋求解決之道，再婚者之所以容易產生自卑心理，主要是由於再婚本人受世俗偏見的嚴重影響，對自己的離婚與再婚行為，看輕自己再婚的價值，從而導致自我評價過低而出現自卑感。對此，請堅信自己所做出的選擇是有價值的，理

直氣壯地去愛自己所愛的人。

改善再婚生活

再婚家庭若其中有一個經歷過婚變，會使再婚家庭生活有更多的隱患和不利因素。先前婚姻的經驗是影響再婚品質的重要因素，比如前面提到的舊景重現和對比聯想。其次，繼父母與繼子女之間的各種爭執，有時會成為再婚破裂的導火線。再婚配偶之間要更互相理解、坦誠，多些寬容，少點虛偽和挑剔。

擺正子女在自己生活中的位置

決定再婚時，考慮子女的態度及再婚給子女所帶來的影響，是必須慎重其事的，但是不要讓孩子過度支配自己的生活。俗話說：「滿堂兒女，不如半路夫妻。」與孩子相比，夫妻感情應該更受重視。孩子總會長大成人，總會建立他們自己的生活，而夫妻關係對大多數人來說還是終身伴侶。擺正了兩者之間的關係，就會減弱自己因再婚而產生的對子女的負疚心理。

只要再婚配偶與自己的子女能夠相安無事，且自

己子女的心身發展，與再婚前沒有明顯異常的話，那就說明再婚生活沒有給子女帶來消極影響，也就沒有必要產生對自己子女的負疚心理。

消除與繼子女的心理隔閡

再婚後繼父母與繼子女之間發展，會經歷四個階段：第一階段，在繼子女眼裡，繼父母將是一個與他們一起生活，並有可能奪走父親或母親對自己愛的陌生人。第二階段，繼子女會把繼父母看成像擺在室內的一件家具般可以被接受的熟人，但仍存有戒心觀察。第三階段，繼父(母)變成了繼子女日益信賴的朋友；第四階段，繼父(母)會成為繼子女的一個好朋友或被喜愛的朋友。

第一、二階段，大致需要花費一至兩年的時間，才有可能出現積極效果。所以這一階段屬於培植期，非常重要，繼父母需注意五件事，才能和繼子女建立良好關係。

- 繼父母別逼著繼子女叫自己爸爸或媽媽，這太讓孩子為難，因為他們潛意識裡認為叫繼父母

為爸媽就是背叛自己的父母，一開始何妨先叫叔叔或阿姨，以後是否改稱爸媽由繼子女個人決定。

- 繼父母對繼子女的某些生活習慣，甚至是不良習慣必須做出必要的忍讓，不要強迫孩子完全服從於自己。

- 再婚夫婦應克服「排他」心理，把雙方子女都看成自己的孩子，一起克盡父母職責，在衣食起居一些生活小事上，做到一視同仁。

- 理解和支持孩子看望他的親生父母，也許這會讓人為難，但這樣可贏得繼子女的感激之情，他的親生父母也會因此減少仇視，甚至感激。這可減少不同家庭背景孩子產生的衝突。

人不是靠回憶來生活，無論如何，生活都應向前看。對於再婚者來說，鞏固和發展婚姻關係遠比初婚時困難得多。好在中年人年齡偏大，生活經驗與待人處事的修養都較年輕人多一些、又有過一次婚姻，只要充分認識到再婚中可能出現的問題，主動進行合理調適，就能夠將再婚經營得美滿。

女人，就該越活越快樂

　　女人的情感大都較為細膩，容易多愁善感，情緒波動較大。但有些女人似乎生來不知愁為何物，無論順境還是逆境，她們都能不急不躁、安之若素地打好手中的牌，總能為自己、家人點燃一盞希望的明燈。這樣的女人或許不美、或許沒有耀眼的事業光環、萬貫家產，但是她們有歡樂，有健康，美滿的家庭，自己熱愛的工作。把人生的每一個階段都活得精彩紛呈。這樣的女人越當越開心，越活越有滋味。

　　有些女人，不是滿臉戾氣，就是滿臉怨氣，一副普天下誰都欠她，就像《紅樓夢》裡的趙姨娘，走到哪兒，都弄得雞飛狗跳，讓人避之唯恐不及。這樣的女人窮不開心，富也享受不到歡樂，因為她們的心裡壓根就沒播下過快樂的種子，僵化的思維決定了她們

只偏愛鑽牛角尖。

30 歲以前的臉是父母給，以後是自己給的

因為生理結構加上女人天生責任感重，愛操心，所以女人要面對的問題很多，因此更要善於修心，修快樂之心，修寧靜之心。快樂和不快樂的區別，不在於遇到的問題和麻煩多少，而在於對待問題的態度和方法。有些人總能以樂觀心態看待，在遇到棘手的事情時，就能夠迎刃而解。有些人則不然，有點風吹草動就如大禍臨頭。其實事情的結果和思維關係密切，把它往哪兒轉，它就會呈現怎樣的結果。

營造喜從天降的好心境

人逢喜事精神爽，好的心境使人有萬事如意的感覺，心境又會良性地影響著人的處事態度和交際，一順百順，難事都能找到破解的招數，再說方法本來就比困難多。消極的心境則使人消沉、提高困難指數，惡性循環之下，反而失去了反敗為勝的機會。

現代女人因為普遍受教育，更能營造快樂心境，

這十六字箴言：「振奮精神，自得其樂，廣泛愛好，樂於交往。」意義深遠。尤其要說的是樂於交往，除了樂於和女人交往外，還要學會和男人做朋友。由於受傳統文化禁錮，很多女人沒有掌握和男人交友的分寸，來來往往間，總容易將男女友誼逼進狹窄的死胡同，要麼曖昧得說不清道不明；要麼發展成了地下情人，一往情深地破壞著別人的幸福；要麼為了避嫌，和男人敬而遠之。

其實和男人大方地發展友誼，對女人是很有必要的。男性的思維相對要偏於理性、宏觀和縝密些；也易於培養女人開闊的胸襟和爽朗的個性。對於中老年女性朋友而言，公私事務繁多，樣樣都得操心，左支右絀的，把自己折騰得筋疲力盡，因而更要有自己的社交圈子，使自己在疲憊時能有個說笑放鬆之處。

現代女性大都蠟燭兩頭燒，但不管多忙碌，一定要愛自己，要學會將自己的生理時鐘調到適宜狀態，因為生理時鐘牽涉人體運行、情緒好壞。要學會時間管理很重要，當許多事糾纏在一起，按優先排序，可緩的當緩，該放的就放，絕不將自己拖進泥潭，逢人

就說：「我累死了，我忙死了。」浮躁和疲憊交織，一
點也不可愛。

在醫囑許可下補充雌激素

女人的情緒、容貌、健康都和雌激素分泌有關
係，女性到 45 歲左右，也就是邁入更年期後，卵巢分
泌雌激素減少，容顏和心情備受影響。營養學家認為
食物中的豆漿，能有效刺激雌激素分泌，延緩更年期
的到來。若是要服用藥物來促進雌激素分泌，一定要
檢查體內實際的激素水平，在醫生的指導下正確使
用。現有研究顯示，錯誤地補充雌激素，會增加罹患
子宮內膜癌、乳腺癌的風險。

定期心理排毒

在緊張的工作生活中，會遇到形形色色的人和各
種不如意的事，要善於自我解除精神壓力，使心態保
持平和。找朋友或找心理醫生談談都好，別讓自己在
情緒垃圾中沉溺太久。

親情對於女人來說，有不可小覷的作用，尤其是

夫妻間的恩愛更為明顯。那些長期飽受工作和生活壓力之苦的職業女性，往往感情脆弱，易於衝動，遇刺激便好動怒。心理學的「宣洩效應」指出，人一旦出現苦悶、煩躁、憤怒、痛苦等負面情緒，最好是能及時排解、轉移，這種情緒的宣洩越及時、越酣暢、越徹底越好。

男人，不止一面

　　男人，不止一面；有溫柔面、英雄面、孤獨面、
領袖面……不同場合，需要表現不同的面相。常看見
許多男人疲憊不堪、不擇手段地衝突，見縫插針，好
像男人本來是無地位可言的，只有拚命去爭、去贏，
方能有立足之地。

　　社會要求男人強悍，而情感方面，男人似乎一輩
子都在練「收斂」的功夫：男兒有淚不輕彈、有苦不
能訴，否則就被人指責為懦弱。曾有專家說，是社會
的角色和生物角色，在合謀著折騰男人，所以男人的
平均壽命低於女人。正因「寶寶有苦寶寶不能說」，所
以男人更需善待自己，隨時保持豁達、生氣勃勃的內
心世界。

學會不生氣

生氣是人們經常遇到的情況，就連「氣死我了」都成了很多人的口頭禪。男人們通常因面子問題，選擇獨自在角落裡生悶氣，那種挫敗感和失落感難以用言語表達。美國社會學家曾經在一本名為《憤怒，備受誤解的情緒》書中說：生氣並不是一種先天性的情緒和行為，而是後天習得的，也就是說，生氣完全由自己支配。這就是為什麼對於同一件事，有人氣得暴跳如雷，而有人則怡然自得、絲毫不放在心上。

只要明白生氣是自我虐待，自然就不會經常讓自己氣死；提醒自己任何事情都有好壞兩面，多想想好的一面。試著延緩發怒，當遇到令人衝冠一怒的事，試著延緩 15 秒之後再爆發。下一次延緩 30 秒，不斷加長這個時間，多加練習，最後就能完全消除壞脾氣。在生氣的時候提醒自己，每個人都有權利成為他想成為的樣子，你要求別人不要那樣，是在跟自己過不去。

踢走抑鬱

現代社會壓力大，人又沒有太多時間去互相理解和溝通，於是抑鬱成為一種常見的負面情緒。也許因為失戀、別人升了職等而你沒有、別人買車了你還得擠公車，太多的不順心都能刺激人情緒失控，伴隨而來的有失眠、食慾下降，甚至會出現厭世、絕望情緒。

消除抑鬱最有效的良方，首先改變錯誤認知，靈活思考學會客觀地看問題，不要鑽牛角尖。訓練方法是做「負想法」日記記錄，內容包括：日期、情景、當時的情緒。記下抑鬱、焦慮的程度，用 0 表示無，用 100 表示最強。在分析負想法記錄時，要跳出來以旁觀者的身分看待整件事。你會發現，抑鬱總以一種極端化，非黑即白的方式評估。其實，生活裡哪有那麼多小蔥拌豆腐「一清二白」的事，有的是更多的非黑非白的模糊色彩，又何苦一錘子將自己釘死？學生都要德智體全面發展，成功不也是需要多種指標來考量嗎？

社會在變，人也在變，今日不成功，不等於他日

不成功，今日不幸福，也不等於他日尋不到愛的芳草。俗話說「先胖不算胖，後胖還上不了炕」。

男人的樂活法則

不主觀臆斷

在沒有事實根據的基礎上，武斷地做出消極結論。什麼都要有事實證據，僅憑今天老闆看你的眼神不如以往熱情，就胡思亂想老闆對你有什麼不滿意，你怎麼知道老闆不是因為今天和太太吵架、或兒女叛逆而心情惡劣呢？

以偏概全

不快樂的男人通常以偏概全，抓住細節部分，對整體做出消極的判斷，斷章取義是陷入抑鬱最直接的原因。所以考慮事情要全面，要學會整體思考，不要抓住一點不放，還往牛角尖鑽，除非你想和自己過不去。

適當反省

抑鬱的男人常把別人的過失、錯誤都歸罪於自己，為別人的不幸和過失承擔責任。有時候「太有良心」會使自己陷入窘境。不是所有和你有關的事，辦砸了，就都是你的錯。反省自己是對的，但不要太苛責自己，你連自己都不放過。

男人應擁有快樂、朝氣蓬勃，開闊胸襟，也要多依賴於親情、友情、愛情提供心情營養素；這些都會滋潤男人乾涸的心，舒緩緊張的神經，給男人溫暖。所以男人也應該多花些時間，來關愛親朋、鄰里，這樣的親身體驗，將感到無比的幸福感。

一般來說興趣廣泛的人，都比較快樂，因為他們總是處在新奇、刺激、趣味盎然中。畢竟事業成功，不是男人生命的唯一。男人被賦予了太多社會意識，幾千年都是這樣。所以男人的心田容易雜草叢生，容易荒蕪，長滿青苔，因此男人一定要多學點「修整園藝」的技巧，做一個好的心靈園藝師，讓自己擁有平衡快樂的現代生活。

健康之道：身心和諧

　　保持健康，就四句話：飲食合理、適度運動、戒菸限酒、心理平衡。前三句話容易理解、有心就可落實執行，而最後一點「心理平衡」則難以做好；但是，心理平衡至關重要，是身心健康的前提。

　　心理健康首先在於認知，時下許多人之所以過著憂鬱枯燥的生活，原因之一便是他們不能從那些使自己精神失調、惱怒、痛苦、擔憂的事情中走出來，無法使自己的心身保持和諧。心理健康的標準有三項：

- 自我意識良好，有恰如其分的自我評價。
- 完整的自尊和自信。
- 在人際交往中，能提供信任和理解，對未來有現實的積極生活目標，能根據現實做出決策，制訂計劃、並付諸實施。

情緒影響身心健康

情緒和身心健康關係密切，大幅度的情緒波動，對身心健康影響至巨。年輕人的情緒雖不再像兒童那樣容易起伏，但也要到青年後期或中年時才趨於穩定。看自我意識水平是否達到成熟，就是可否掌控情緒發作和適可而止。有些中年人的城府較深，喜怒哀樂可以不形於色，但若不能內在消化心理衝突，也會導致鬱結罹疾。

自我意識調節控制情緒，與「客觀的認識」和「自我評價」有關。學會善於掌握自我、控制和調節情緒，適應社會發展，對維護身心健康至關重要。身心和諧是身心健康的基礎，心理調節尤其關鍵。心理健康有利於維持體內環境的動態平衡，有利於個體對外在環境的適應和協調。研究證實，促進身心健康行之有效的方法有：

換種方法思考

換一種方法思考模式，改變認知態度與自身行

為，在心理學上稱之為「認知療法」；認知決定態度；態度決定行為。

生活中不是所有的事都非常重要，都必須認真對待，非達到完美不可的。事實上，人所遇到的事，只有 5% 是非常重要或緊迫的；15%-25% 是比較緊迫的，剩下的，大多不像人們自己想像的那麼重要和緊迫。事事認真，勢必因長期高壓而身心疲憊，甚至生理功能紊亂、致病。而天下所有事務中，沒有比自身健康更重要的了。

不做無謂的聯想

「如果……必然……」常是最不合理、卻又最常見、最有害身心健康的聯想。譬如某事不成功，自然聯想到會受批評，影響更重大的失敗，又會導致自己今後的所有失敗，從此以後自己就徹底完了……從而憂心忡忡，甚至一蹶不振。其實，有許多事情的後果絕不像自己想像的那麼嚴重，有些是錯誤聯想的結果，從容應對，反倒常常能夠柳暗花明。

多結交朋友

善於及時宣洩鬱悶，取得有效的社會支持；社會支持度越高，罹癌的可能性越低，越容易維護自己的身心健康。

培養多種興趣愛好

種花養鳥、書法繪畫，多嘗試、培養有助於釋放壓力、解鬱，能陶冶情性的嗜好。

越是心情低落越要及時鼓勵自己

面對挫折，請幫自己加油打氣：「這只是暫時的，很快就會走過去的。」千萬別就此一蹶不振，這時最好能做點簡單、容易成功的事來激勵自己。

放慢節奏

快節奏、高強度工作，一段時間後應放鬆或改變一下生活步驟，適度減慢，就像長途跋涉，也應該適度休息。

不要過於敏感

當別人無意冒犯時，「以牙還牙」常不是好方法，既無助於問題的解決，也會使自己身心處在高度緊繃，不妨學會輕鬆應對，可能效果更好。

養成好習慣

常飲綠茶、花茶、水果茶，不失為一個好習慣，也有解鬱功效；常食用一些堅果類食品，譬如松子、腰果、核桃等，常食菌菇類食品等也是不錯的。

國家圖書館出版品預行編目(CIP)資料

二分養身八分養心 / 何裕民編著.
-- 初版. -- 臺北市：大塊文化, 2017.11
　　面；　公分. -- (Care ; 53)
ISBN 978-986-213-835-9(平裝)
1.健康法 2.保健常識
411.1　　　　　　　　　　106017321

CARE
Good Care ,
Good Living

CARE

Good Care ,
Good Living